別讓常識
傷害你的皮膚

別讓常識
傷害你的皮膚

健康百科 15

150個皮膚常見問題解析

別讓常識傷害你的皮膚

美美水水的肌膚，
怎樣才能有效保養、預防與治療？

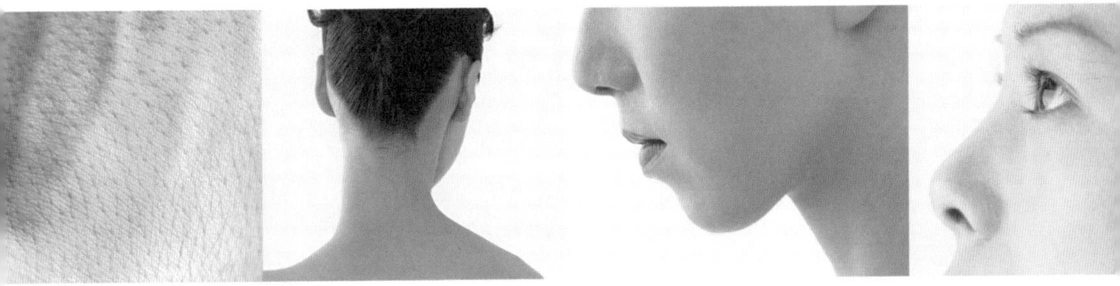

健康推薦
台灣皮膚科醫學會理事長
胡俊弘

台北醫學大學附設醫院皮膚科主任 **王國憲** 醫師
萬芳醫院傳統醫學科主任 **黃中瑀** 醫師
聯合著作

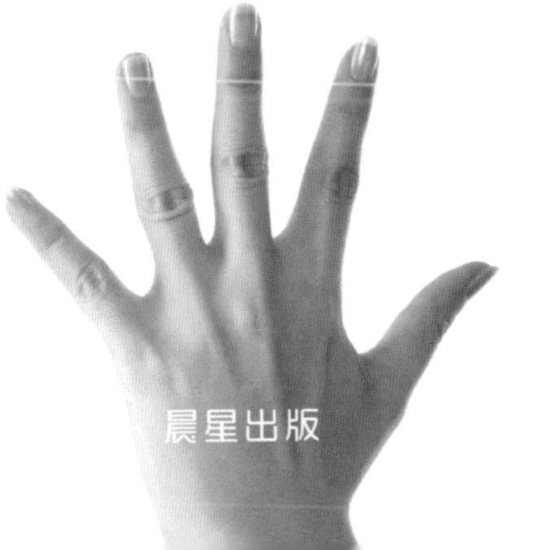

晨星出版

推薦序

皮膚問題的家庭醫師

秋日午後的台北醫學大學附設醫院，顯微鏡旁和皮膚科王國憲主任請教了幾張有挑戰性的皮膚病理切片。王主任告知他的新書《別讓常識傷害你的皮膚》即將付印，請我寫序，乃欣然答應寫幾個字為新書補白。

國憲醫師是我國皮膚科的傑出青年才俊。北醫歷練歲月之後，遠赴皮膚病理重鎮加州大學舊金山校區及史丹佛大學深造。是我國榮獲國際皮膚病理專家考試認證的三位醫師之一。臨床和病理的融合，多篇重量級的研究論文成就了國憲醫師的國際權威知名度。

《別讓常識傷害你的皮膚》以簡潔生動的說明讓社會大眾對皮膚及皮膚病有更正確的認識。近年，台灣醫學會年度盛會，都有皮膚相關的教育演講，譬如：「皮膚會說話」、「皮膚：全人醫療的第一線」，傳達的訊息正是強調皮膚與全身健康的關聯性，皮膚專科是全人照護的第一線。

當您為皮膚的問題困擾，對排山倒海的各路資訊無所適從，翻幾頁、讀幾頁《別讓常識傷害你的肌膚》，正如和國憲醫師面對面暢敘般，是最好的解惑。

台灣皮膚科醫學會理事長

胡俊弘

自序

健康皮膚好問答

這本書的完成，要特別感謝晨星出版社的編輯群，特別是葉慧蓁小姐，她不厭其煩的緊盯、提醒我，讓我在繁忙的醫院看診、教學、行政事務中，非得認真抽空來好好完成這本答應了很久的書。臨床工作多年來，也常接受大眾傳播媒體有關皮膚病的訪問，但常是片斷式，而且時效短；出版社的邀約，也是提供了一個機會，讓我能傳遞比較有系統的、最新的、大眾所想知道有關皮膚病的種種。

《別讓常識傷害你的皮膚》用問答的方式，讓讀者能更容易讀，生活化的問題，點出皮膚疾病原因、判別方式、治療等重要觀念，希望能回答一般人對皮膚疾病的常見的疑惑，特別收錄許多真實的圖片，以及對照相似的疾病，希望讀者能印象更深刻，獲得有用的皮膚疾病知識。

本書特別對溼疹及異位性皮膚炎這個主題，做了最多的篇幅介紹，因為它常被一般人及醫師提到，可發生在各種不同部位、原因也不盡相同，不僅是國人最常見的皮膚病，也是很容易被誤會，甚至誤診的皮膚疾患。例如：患者或家人常擔心會不會傳染？以及有些人一直認為溼疹一定是溼氣造成。事實上，兩者答案都是否定的。

皮膚病雖然大多數並不會有生命危險，但嚴重的皮膚疾病如乾癬、異位性皮膚炎卻對患者生活品質影響甚巨。希望藉由這本書，與大眾分享皮膚病的預防保健觀念與臨床經驗，增進國人對皮膚疾病的正確觀念與了解，對於患者也是可做為有衛教功能的工具書書。

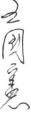

目錄 CONTENTS

【推薦序】皮膚病的家庭醫師／胡俊弘……2
【自序】健康皮膚好問答／王國憲……3

Chapter 1 身體的最大器官「皮膚」

・了解皮膚
皮膚的構造是長啥樣？……12
皮膚有其他附屬器官嗎？……16
皮膚有哪些功能？……18
「皮膚有感覺」是指哪些感覺呢？……20
請問皮膚可分幾種類型？……21
為什麼皮膚會出現皺紋？……22
身體哪裡的皮膚最厚？哪裡最薄呢？……23
為什麼皮膚會有不同顏色？……23
皮膚的面積有多大？……23
要怎麼樣保養皮膚呢？……24

Chapter 2 最常見的22種皮膚病

・溼疹
什麼是溼疹？跟過敏有關嗎？……28
溼疹有哪些症狀呢？……29
為什麼會得溼疹？種類有哪些？……30

・接觸性皮膚炎
什麼是接觸性皮膚炎？……32
佩戴金屬或使用染髮劑、保養品易引起接觸性皮膚炎，為什麼？……32
接觸性皮膚炎的症狀有哪些呢？該如何判斷？……34
如何治療接觸性皮膚炎？……35
接觸性皮膚炎有預防的方法嗎？……36

有刺激性接觸性皮膚炎，但好了之後擦任何東西都不舒服，該怎麼辦？…… 37

• 異位性皮膚炎

什麼是異位性皮膚炎？…… 38
異位性皮膚炎只有嬰幼兒會得嗎？…… 39
異位性皮膚炎有啥症狀？…… 40
異位性皮膚炎會遺傳嗎？…… 41
異位性皮膚炎的外在誘發因子有哪些？…… 42
異位性皮膚炎要如何治療？…… 42
類固醇藥物有讓人擔心的副作用，可安心使用嗎？…… 43
在中藥方面有治療處方嗎？…… 44
日常生活如何預防？…… 44
泡海水能治療異位性皮膚炎嗎？…… 48
多喝水可將過敏原排出體外嗎？…… 48

• 尿布疹

什麼是尿布疹？…… 49
寶寶得尿布疹時要怎麼處理呢？…… 49
為什麼寶寶容易得尿布疹？…… 50
寶寶屁股長紅紅的疹子就是尿布疹嗎？…… 50
要怎麼避免寶寶得尿布疹呢？…… 50
究竟要選擇哪種尿布比較好呢？…… 51
換尿布時需要注意什麼事呢？…… 51

• 脂漏性皮膚炎（脂漏性溼疹）

什麼是脂漏性皮膚炎？形成的原因又是什麼？…… 52
脂漏性皮膚炎易發生在身體哪些地方？…… 53
西醫如何治療脂漏性皮膚炎呢？…… 53
該如何避免罹患脂漏性皮膚炎呢？…… 54

• 錢幣型溼疹

為什麼叫錢幣型溼疹？…… 55
錢幣型溼疹都長在哪？…… 55
引發錢幣型溼疹的原因是什麼呢？有什麼發病症狀？…… 56
錢幣型溼疹通常很難治癒嗎？…… 56

目錄 CONTENTS

日常生活可做哪些預防？……57

• 缺脂性溼疹（冬季癢）

缺脂性溼疹又叫冬季癢？……58
哪些人容易有缺脂性溼疹？……58
為什麼缺脂性溼疹容易發生在腿部？……59
罹患缺脂性溼疹需要擦藥嗎？……60

• 乳房溼疹

什麼是乳房溼疹？該怎麼判斷？……61
哪些人會得乳房溼疹？……62
治療乳房溼疹要注意什麼？……62

• 鬱積性皮膚炎

什麼原因會造成鬱積性皮膚炎？……64
鬱積性皮膚炎多發生在哪裡、有哪些特徵？……65
哪些人是罹患鬱積性皮膚炎的高危險群？……65
要如何治療鬱積性皮膚炎呢？……66
有其他根治的方法嗎？……66

• 汗皰疹

「汗皰疹」是「皰疹」嗎？……67
什麼樣的情況下容易得汗皰疹？……67
汗皰疹有什麼症狀？長在哪裡？……68
汗皰疹需要看醫生嗎？……69
汗皰疹的日常保健法……69

• 富貴手

什麼是富貴手？……70
為什麼會得富貴手呢？……70
富貴手有哪些症狀及併發症？……71
治療富貴手一定要擦類固醇嗎？……72
有沒有除了擦藥以外的治療法？……73
塗抹護手霜要注意些什麼？……74
為什麼秋冬富貴手就會惡化呢？……74

・日光性接觸性皮膚炎
為什麼會得日光性接觸性皮膚炎呢？……75
怎麼知道自己得日光性接觸性皮膚炎？……75
日光性接觸性皮膚炎怎麼治療？……76
・股癬
「癬」和「溼疹」有什麼分別？……79
什麼是股癬？……79
為什麼會得到股癬？要如何治療呢？……80
・足癬（香港腳）
什麼是足癬？……81
香港腳有什麼症狀呢？……82
香港腳很難治好嗎？……82
為什麼會被傳染到香港腳呢？該如何預防？……82
腳癢就是得到香港腳嗎？……83
為什麼得香港腳也常會得灰指甲呢？該如何治療？……83
・乾癬（牛皮癬）
Q1「乾癬」和「癬」有不一樣嗎？……85
乾癬有什麼樣的症狀？通常發作在哪些地方呢？……85
為什麼會得到乾癬？……86
乾癬要如何治療呢？……86
日常有其他預防乾癬的方法嗎？……87
聽說多吃魚油可以治療乾癬是真的嗎？……88
・蜂窩性組織炎
蜂窩性組織炎算不算是溼疹呢？……89
什麼情況下會得蜂窩性組織炎？……90
該如何預防蜂窩性組織炎呢？……90
蜂窩性組織炎到底要怎麼治療？……90
・蕁麻疹
什麼叫做蕁麻疹？……92
什麼原因會引發蕁麻疹？……92
蕁麻疹會有什麼症狀？……93

目錄 CONTENTS

蕁麻疹會傳染嗎？如何治療？…… 94
蕁麻疹要忌食什麼嗎？…… 95
改善蕁麻疹的方法有哪些？…… 96
・青春痘
面皰、痤瘡就是青春痘嗎？…… 97
為什麼我會長青春痘呢？…… 98
讓青春痘不斷惡化的原因？…… 99
青春痘要怎麼治呢？…… 99
青春痘怎麼好像都治不好？…… 101
可以擦保養品跟化妝品嗎？…… 101
・肝斑（黑斑）
什麼是肝斑？怎麼產生的？…… 102
肝斑是因為肝不好所引起的嗎？…… 103
除了肝斑臉上還有哪些斑呢？…… 103
要如何治療肝斑？…… 104
肝斑不容易治療，平日預防該怎麼做？…… 105
可以用美白保養品淡化肝斑嗎？…… 105
・癤、毛囊炎
癤是毛囊炎嗎？有什麼症狀？該如何護理？…… 106
聽說癤會產生一些併發症？…… 107
臉上長癤要怎麼辦？…… 107
・單純皰疹、帶狀皰疹
什麼是單純皰疹？…… 108
為什麼我會得唇部皰疹？…… 109
得到唇部皰疹要怎麼辦？…… 109
得到陰部皰疹要怎麼辦？…… 110
目前有比較好的方法治療單純皰疹嗎？…… 110
什麼是帶狀皰疹？…… 111
為什麼會得帶狀皰疹？…… 111
帶狀皰疹會不會傳染？…… 112
治療帶狀皰疹需要注意什麼？…… 112

Chapter 3

生活保健自癒療方

・禿髮、脫髮症
常見的禿髮有哪些？……113
雄性禿要怎麼治療？……114
圓禿要怎麼治療？……114
我經常掉頭髮要怎麼辦？……115
怎樣避免掉頭髮讓頭髮更健康？……115

・飲食、藥膳、茶飲
為什麼多吃蔬菜、水果對皮膚有幫助？……118
哪些食物對皮膚有不好的影響？……119
依臉型狀況而給與不同的美白食物？……120
能改善皮膚的藥膳、茶飲？……120

・保健運動、穴位按摩
壓力大會導致皮膚病，那有什麼舒壓的方法或運動嗎？……122
可以幫助治療皮膚病的穴道有哪些？……122
哪些瑜伽操對改善皮膚病有幫助？……125

・美容時尚保養
常聽說洗臉很重要，到底要怎麼洗臉才正確呢？……128
換季時要怎麼保養呢？……128
要如何挑選保養品？……129
市面上的面膜該如何選用？……130
敷面膜有效嗎？……130
化妝品有哪些分類呢？……130
臉部有哪些幫助美容的穴位呢？……132

Chapter 1

身體的最大器官「皮膚」

了解皮膚

皮膚的構造長啥樣？

皮膚是人體面積最大的器官，但不是每一處的皮膚厚度都一致，而是因應身體各部分的功能需求，構造有些微的差異，厚薄也不相同；最主要的功能是，保護人體表面於承受外在環境的刺激和反應時不受傷害。皮膚滿布著各種知覺感受器，如默克爾氏細胞（Merkel cell）等，可以感受到冷、熱、痛、壓與觸摸的感覺；皮膚還可藉由排汗和皮下血管擴張與緊縮等，來調節體溫及排泄的作用。此外，皮膚狀況的好壞還可反應出身體內部的健康狀況。

皮膚看似薄，但其實包括複雜的構造，是由表皮、真皮及皮下組織三個組織層所組成。

表皮

位於皮膚的最外層，也就是我們肉眼所看的部分，沒有血管分布，所需的營養、氧氣全由下方真皮層供應。表皮是由多層皮膚角質細胞所構成，由外而內依序為角質層、透明層、顆粒層、有棘層、基底層等五層。表皮是很活躍的，由最下層基底細胞不斷分裂複製細胞、往上移動、分化，一直到角質層。

角質層：呈扁平鱗片狀的角質層是皮膚的保護

膜，位於皮膚與外界接觸的第一道防線，主要是由無細胞核的角質細胞所構成，可保持皮膚的油分及水分。正常的皮膚角質層觸感滑順，但若缺水或代謝異常則會有粗糙感。健康的皮膚細胞會以一定速率將老舊的角質往外推擠，然後自然脫落，其整個代謝過程大約以28天為一個週期。

透明層：此層細胞只存在於手掌及腳掌等地方。

顆粒層：由扁平狀的脂肪細胞構成，含有透明膠質顆粒，可製造皮脂膜，保護表皮，並能反射光線、防止過多紫外線侵入表皮內層。

棘狀層（有棘層）：是表皮中最厚的一層，開始製造角質的主要細胞層，棘狀層細胞間有連通的管道，供給各種訊息及營養。

生長層（基底層）：是表皮最底部的一層細胞，除了具有製造新生角質細胞的作用外，還含有黑色素細胞，每4～30個基底細胞可以看到一個黑色素細胞，愈容易曬到太陽的位置，黑色素細胞密

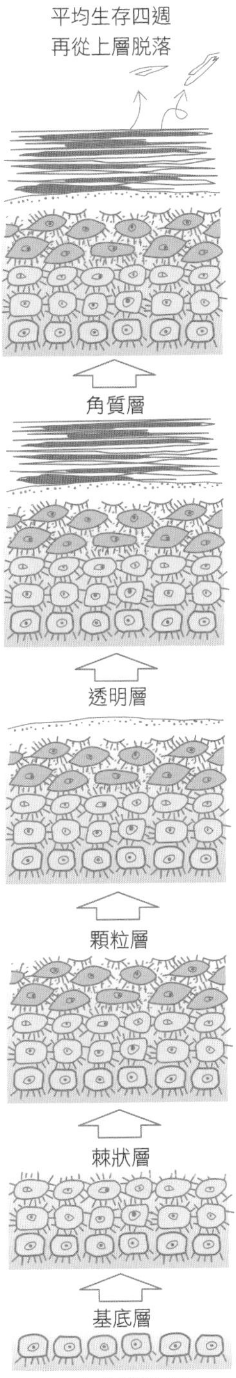

✚表皮構造圖

度愈厚，它可以抵抗紫外線的入侵。一般如果過度的紫外線入侵，色素細胞就會製造黑色素，使皮膚變黑，且若數量太多身體將會無法代謝，因而產生斑點，也就是所謂的曬斑、黑斑等。

真皮

位於表皮下面，由上而下可分為較淺的乳頭層及較深的網狀層，占皮膚組織百分之九十以上的厚度，也是皮膚構造中最主要的部分，其由結締組織（如膠原蛋白、彈力蛋白）所構成，並且布有血管、淋巴管、神經末梢、汗腺、皮脂腺、毛囊等構造。

汗腺：汗水即是藉由汗腺所排出，是屬於調節體溫的一部分，可分成小汗腺及大汗腺兩種。大汗腺又稱頂漿腺，小汗腺全身都有，尤其以手掌、腳掌最多；大汗腺則聚集在腋下、會陰部等處，也就是會產生所謂狐臭的主要腺體。

皮脂腺：是分泌皮脂的腺體，會注入毛囊的管腔，使毛髮保持一定潤滑度。若皮脂分泌過多會使皮膚呈現油膩感，而如果未做適當的清潔，油脂將會阻塞在毛孔的周圍，然後形成粉刺、青春痘等。

毛囊：即毛髮的根部，內有基質細胞、微血管與神經纖維，可分泌基質，製造新生的毛髮。

結締組織：主要是由膠原及彈力蛋白質所構成，具有使皮膚伸縮自如、減少水分蒸發、幫助傷口修復的功能；若是缺乏，會使皮膚形成皺紋或缺乏彈性。

皮下組織

顧名思義，就是皮膚下方儲存脂肪的部位，由脂肪細胞及纖維所構成，位在真皮層的下方，又稱皮下脂肪，並有豐富的血管。其厚度則因人的性別、年齡和健康情形，而有所不同，具有保持體內溫度、防止體溫散失，以及提供緩衝外來衝撞與傷害等作用。

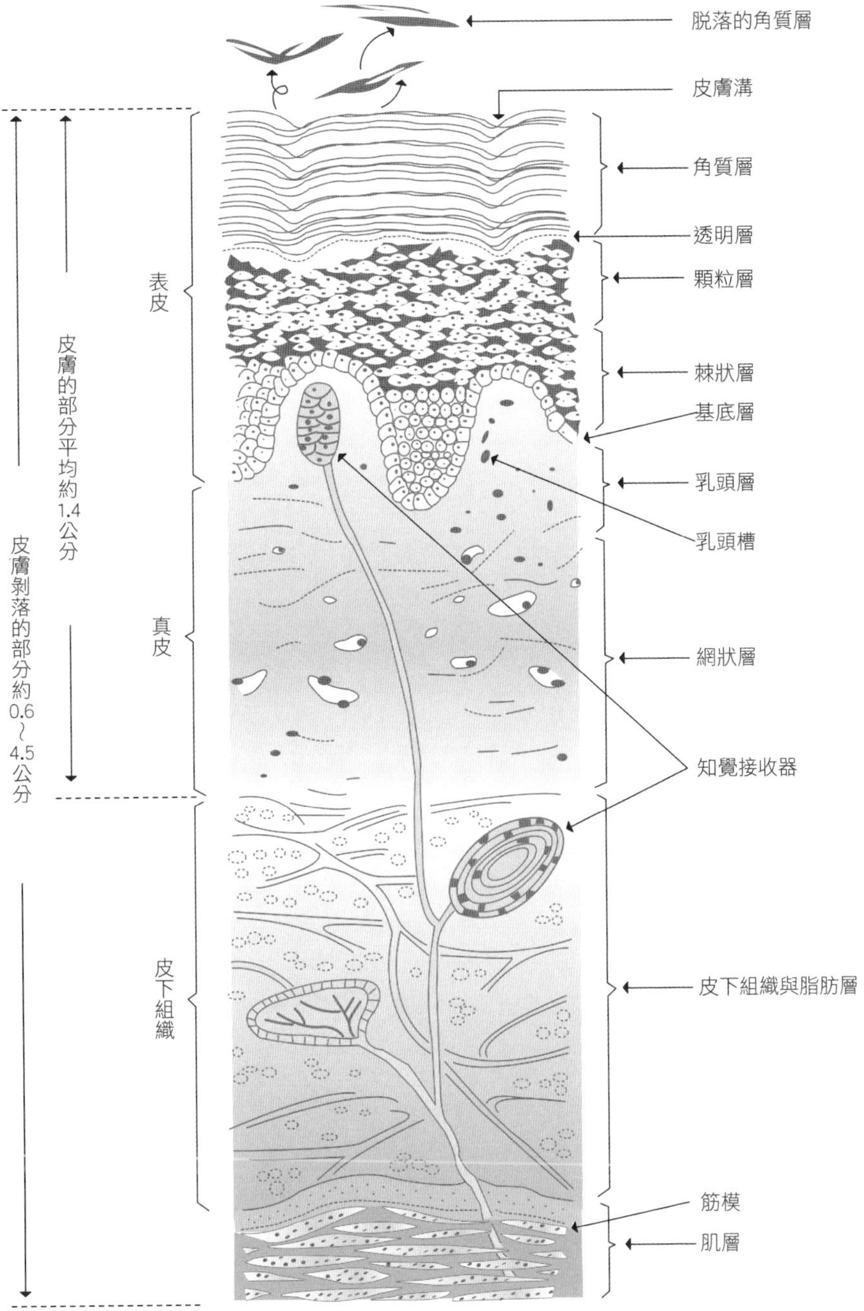
脱落的角質層
皮膚溝
角質層
透明層
顆粒層
棘狀層
基底層
乳頭層
乳頭槽
網狀層
知覺接收器
皮下組織與脂肪層
筋模
肌層
表皮
真皮
皮下組織
皮膚的部分平均約1.4公分
皮膚剝落的部分約0.6～4.5公分

✚皮膚構造圖

皮膚有其他附屬器官嗎？

皮膚的附屬器官是由表皮衍生而來，有毛髮、指（趾）甲、皮脂腺、汗腺及豎毛肌，此外還包含血管、神經等。

毛髮

是頭髮與體毛的總稱，除手掌、腳底、口唇、乳頭、龜頭、陰蒂與大小陰唇外，幾乎遍及皮膚各處。主要成分為一種叫角質蛋白的蛋白質，與皮膚表面的角質蛋白相似。

毛髮的長度、粗細及密度會隨著生長部位的不同，而有長毛（頭髮、鬍鬚、腋毛、陰毛）、短毛（眉毛、睫毛、鼻毛、耳毛）、毳毛（俗稱汗毛）之分，其生長週期有生長期、退化期及休止期三階段。不同的毛髮生長週期也不一樣，其中頭髮的壽命最長，生長的速度每月約為1公分，且會持續生長3～4年，因此會愈來愈長；壽命較短的是睫毛，約3～4個月便會更新，長度也較短。

頭髮的數量約10～15萬根之間，30歲之後會逐漸減少，平均每天掉落的頭髮約50～70根，若超過這個正常值，且持續發生的話，就可能有禿頭的之虞。

毛髮的結構與功能

毛髮是一種長圓柱狀角質結構，深入皮膚內的部分為毛根；毛根下端膨大呈洋蔥頭狀的為毛球，具有製造黑色素的細胞；在毛根外側的叫毛囊；露在皮膚表面的是毛幹；毛的中心叫毛髓質；包圍毛髓質的部分是毛皮質；毛的最表面則是毛小皮，放大來看為鱗片狀。

毛髮不僅能保護身體，還具有保溫作用；另外，毛根周圍聚集很多觸覺神經，所以，毛髮的觸覺比皮膚還要敏銳。

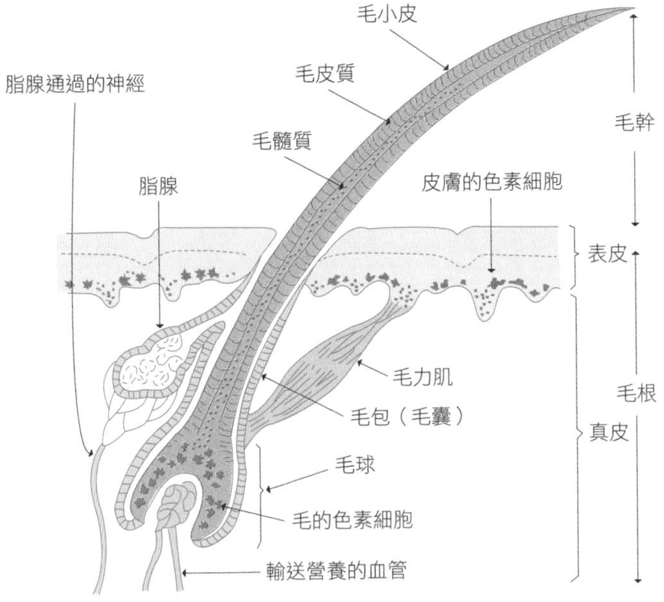

✚毛髮構造圖

指甲和趾甲

也是皮膚的延伸，由皮膚的表皮變硬角化而成，是半透明的板狀角化組織。外表看得見的叫作指甲板，指甲板下方為甲床，裡頭有許多小血管，負責供給營養。指甲根部的下方稱甲母質，是專門製造指甲，平均一天約長0.1公分；在指甲根部呈半月型的白色部分叫指甲弧影，是尚未完全角質化的新指甲。

健康的指甲應為粉紅色且表面光滑，若呈紫色或出現黑線、白點，還是指甲表面有橫溝、縱溝或凹洞、變形、變色都可能是健康出現警訊的狀況。

皮脂腺和汗腺

位於皮膚真皮層中，皮脂腺多分布於臉部、上半身，但手、腳掌卻沒有皮脂腺。它可以分泌油脂，使皮膚滋潤不會乾裂、受傷。汗腺布滿全身，尤其在手、腳掌最多，藉由汗腺排汗可以排出藥物、毒素、尿素、氨基酸等，也可讓體溫下降。

神經

包括游離神經、默克爾氏細胞（Merkel cell）、Paccinian 小體、Meissner 小體、Krause 小體及 Ruffini 小體，這些神經接受器，負責將冷、熱、壓與觸等知覺傳達到中樞神經。

二 皮膚有哪些功能？

保護作用

皮膚遍及全身，最大的功能就是具有保護作用，是身體對外的第一道保衛防線，緻密的角質層，以及皮膚內建的免疫細胞，組成防線可防止外部各種細菌、病原體等有害物質入侵，對內也可以防止體內水分與電解質流失。如果一個人的皮膚面積被破壞很大，會造成體內水分及電解質從傷口大量滲出，造成電解質不平衡、循環血量減少或感染，進而引起休克、甚至死亡。

知覺作用

皮膚由於滿布末梢神經，因此對冷、熱、痛、癢有所感覺，並且利用體毛細孔和微血管的收縮，調節人體的溫度維持在37度左右。

調節體溫作用

人體除了百分之三十的熱量是經呼吸作用排出，其餘百分之七十則是靠皮膚排泄出去。人是恆溫動物，藉由汗腺、血管與皮膚表面來調節體溫，天冷時排汗減少，皮膚表面豎毛肌及毛細血管會收縮，防止體溫擴散；氣溫高時，汗的分泌增多，血管與皮膚表面會鬆弛擴張，幫助散熱。

分泌作用

主司分泌的皮脂腺，其分泌的皮脂能夠潤澤肌膚並形成保護膜；主司排泄的汗腺，經由出汗將人體的廢物一部分排出體外。

吸收作用

功能正常的皮膚有吸收作用，其途徑可藉由角質細胞間的間隙或直接透過角質層蛋白質及脂質基質，另一方式是藉由其密集的毛孔及汗孔吸收。雖然後者吸收較快，但由於毛孔、汗孔占體表面積很小，所以經皮膚吸收還是以前者為主；一般來說，與皮膚皮脂膜相近的物質，如脂溶性小分子物質，吸收力較好。

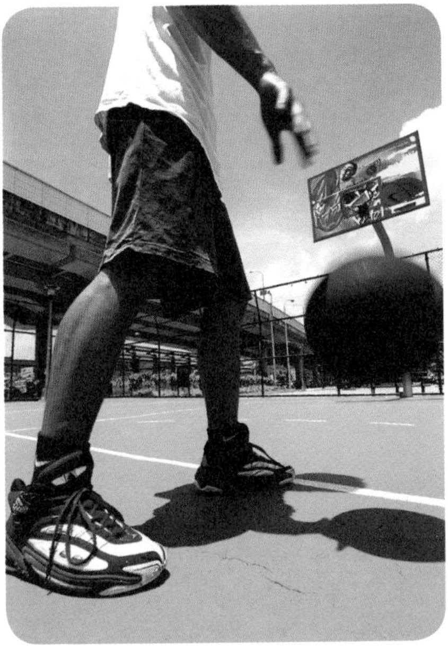

✚到戶外做運動，適度曝曬在陽光中，皮膚才能合成維生素D。

再生功能

「再生」也是皮膚的特性之一，表皮細胞不斷地重複分裂、角質化、再生的功能，促使新陳代謝的發生。

製造維生素

皮膚還能合成維生素D，人體曝露陽光下，皮下脂肪層內就能合成維生素D，所以又稱為「陽光維生素」，維生素D可預防軟骨病，還能促進體內鈣、磷的吸收和利用。發育期的兒童如果長期缺乏維生素D，不但牙齒會發育不全，兩腿還容易成為O型或X型的彎曲，甚至骨關節腫大、胸骨畸形。

「皮膚有感覺」是指哪些感覺呢？

皮膚有感覺，是指皮膚受外界的刺激，產生觸覺、壓覺、痛覺、冷覺、溫覺、癢覺等，這些感覺都經由皮膚中分布的神經接收器傳導到大腦，經過綜合分析，產生相對應的感受。

①觸覺的神經接收器為Paccinian小體、Meissner小體，及默克爾氏細胞。

②壓覺的是Paccinian小體、Meissner小體，可感受出弱壓與強壓的不同。

③冷覺的是Krause小體、游離神經，當其碰觸到冷的東西時，便會感覺皮膚溫度驟降。

④溫覺則為Rufffini小體、游離神經，一碰到熱的物體便會吸熱，感測到皮膚溫度上升。

⑤痛覺及癢覺則是由皮膚裡的游離神經來反應，當刺激太強時，會反射性地做出推開或逃避的反應。

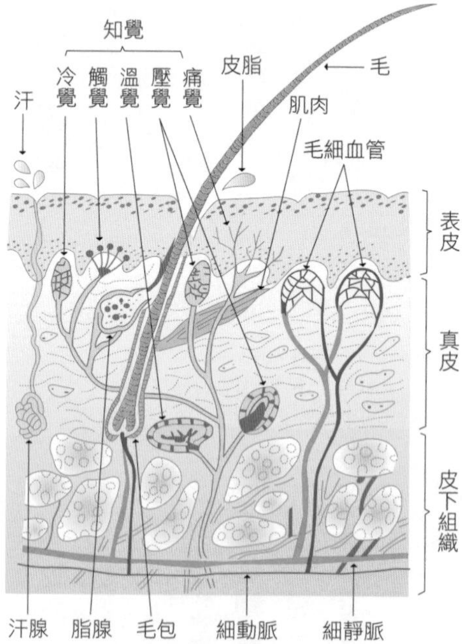

✚皮膚的知覺感應區圖

請問皮膚可分幾種類型？

皮膚類型的分法有很多種，從對陽光刺激之反應分類，可以分為：

容易曬傷，不會曬黑：白種人，膚色象牙白。

容易曬傷，很少曬黑：白種人，膚色白。

會曬傷，中度曬黑：白種人。

僅會輕度曬傷，容易曬黑：東亞的韓國、日本、台灣、中國大陸等地大多數人屬於此型。

很少曬傷，極易曬黑：拉丁美洲、印度主要人種屬此型。

從不曬傷，極易曬黑：非洲黑人主要屬於此型。

這六種分類法的數字越小，膚色越白，但也越容易得到皮膚癌，所以對於防曬也需要特別重視，需要用較高防曬係數的防曬品。

另外從皮脂分泌旺盛程度來分的話，有乾性、油性、中性、混合性及敏感性，這種分法對如何選擇保養皮膚產品的質地有其參考價值。

乾性皮膚

皮膚乾燥、粗糙，毛孔不明顯，臉上沒光澤，很容易受外界刺激，如日曬後發紅、脫皮，對化妝品較易過敏，對保溼產品的需求較大。

油性皮膚

皮膚粗厚，毛孔較大，油脂分泌多，缺點是常常有油膩感容易長青春痘，但優點是較不易受外界刺激影響，一般較晚發生老化現象，皺紋也比較少。

中性皮膚

人人都想要的皮膚，皮膚平滑細膩有彈性，紅潤有光澤，不易起皺紋，對外界刺激也不敏感，但年紀大時會變成偏乾性膚質。

混合性皮膚

是油性及乾性的混合型，在額頭、鼻子、嘴巴周圍、下巴（即所謂的T字部位）為油性皮膚，毛孔較粗大，油脂分泌多；而眼睛周圍及兩頰則是乾性皮膚，這類皮膚約占女性的百分之八十。

敏感性皮膚

定義較模糊，共通的說法是「容易受刺激的皮膚或敏弱性肌膚」，敏弱性肌膚一般皮膚比較白皙細嫩，皮脂分泌少，較乾燥。酒糟性膚質（玫瑰斑）也屬於敏弱性肌膚，臉頰及鼻子容易泛紅、灼熱，對過熱或過冷溫度、陽光、化妝品、某些食物很敏感，容易泛紅甚至導致丘疹、膿皰。

簡單的自我測試

皮膚經常隨年齡、氣候、環境及體內荷爾蒙分泌等因素而隨時在改變，因此以下提供兩種簡單方便的測試法：

①取一張吸油化妝紙，撕成五小塊作為試紙，趁早晨未洗臉時，把五小塊紙分別貼在額頭、鼻子、下巴及兩頰，等一會後取下試紙，再檢查試紙上油分的的反應。額頭、鼻子、下巴屬T字部位，兩頰屬U字部位。

②用偏中性的洗面乳洗或皂與微溫的水洗完臉後，待在20度的室內，等30～60分鐘後，照鏡子觀察自己臉部狀況。如果洗完臉後馬上睡覺，也可以起床後評估。

二 為什麼皮膚會出現皺紋？

皺紋分成細紋、動態紋、靜態紋、鬆弛紋等種類。細紋主要是因為年齡老化，膠原蛋白、彈力蛋白及組織間的膠質自然流失形成，鬆弛性的皺紋大都是因脂肪細胞隨年紀變小退化所導致。

日曬及各種污染物（如香菸）產生的自由基，也會加快蛋白質流失，使細紋產生；另外，皮膚乾

燥時也會加深細紋。

動態紋又稱為表情紋，是指在有表情時產生的皺紋，如抬頭紋、魚尾紋、皺眉紋等，這是肌肉收縮在皮膚表面形成凹凸所造成。

靜態紋是比較深的細紋，在沒有表情時即有，這種紋路可能是細紋或動態紋長期加深所形成，例如：法令紋、較深的抬頭紋、皺眉紋等；有些靜態紋則是姿勢所引起，像長期側睡或趴睡就可能引起。

身體哪裡的皮膚最厚？哪裡最薄呢？

皮膚的厚度因人、性別、年齡、職業等而有差別，如果將表皮和真皮一起計算的話，大人的平均厚度約1.5公分～2公分，不過這是指平均厚度。

而最厚的地方是腳底，約有4公分，因為這裡的皮膚要承受強大的壓力，為了避免摩擦破裂，所以比其他部位來得厚且強韌；如果不算表皮，只算真皮層的話，則是背部最厚，約有3公分。

至於表皮及真皮最薄的地方則都是眼瞼，這裡的表皮約只有0.05公分，真皮約0.3公分。

為什麼皮膚會有不同顏色？

皮膚的顏色因種族而有不同，通常取決於三個因素：皮膚中的黑色素、血液量及胡蘿蔔素。

黑色素是一種非常細小的棕褐色或黑褐顆粒，它是皮膚膚色深淺的主要原因，黑種人的黑色素較粗大，黃種人與白種人則黑色素較粗細小。皮膚血液量多皮膚會變紅，反之則發白；胡蘿蔔素主要存在於皮膚膚質較厚的部位，會使皮膚發黃。

以上三種因素加在一起，就讓皮膚產生黑、黃、白等不同膚色變化。

皮膚的面積有多大？

通常一個成年的皮膚面積約為1.5～2.2平方公尺，新生兒約為0.21平方公尺，而面積的大小與身高、體重成正比。

一旦發生燒燙傷時，皮膚就會失去重要功能，如果燒燙傷面積超過三分之一時，往往就無法存活。

燙傷程度是以深度及面積來判定：1度（紅斑），只有表皮燙傷；2度（水泡），深達真皮燙傷；3度（壞死），深至皮下組織的燙傷。

要如何知道燒燙傷面積的比例？有個簡單的檢查方法，就是每個人的手掌大約是體表面積的百分之一，用手掌放在身體各處測量，大概就可得知燒燙傷面積約占全身的百分比了。

要怎麼樣保養皮膚呢？

擁有充足的睡眠

對皮膚來說，睡眠充足比較不會長痘痘、脂漏性皮膚炎，還可增強免疫力，減少皰疹機率，甚至可以避免膚色暗沉、黑眼圈等，一舉數得。

每天至少要睡7～8小時，最好晚上10～12點前上床睡覺，營造良好的睡眠環境；例如：調整枕頭的高度、適合肩膀及頭型、棉被溫暖鬆軟不宜過重、保持室內溫度24～28度、溼度約在百分之六十至百分之七十、維持全暗的環境、隔音佳無噪音等，如此有助於提升睡眠品質。

此外，睡前不要飲用刺激性的飲料（如酒、茶、咖啡），也不宜進食，以免增加腸胃負擔，無法完全放鬆休息。

攝取充足的營養

表皮是不斷再生的，需要真皮持續的提供養

分。真皮富含膠原蛋白及各種膠質，所以營養均衡對皮膚很重要，可以提供蛋白質、油脂類、膠質，以及各種維生素等供給皮膚所需的原料。

因此，改正偏食的習慣，多吃五穀雜糧、新鮮蔬果，並補充足夠的蛋白質是很重要的。

每一種食物的營養成分皆不同，麵粉、海鮮、肉類屬酸性食物；海藻、菇類則屬鹼性食物，而蔬果中又含有豐富的維生素，均衡地攝取各類食物，才能達到體內營養成分相互作用的目的，皮膚進而獲得養分滋潤。

注意清潔衛生

每天洗澡，經常保持身體清潔及臉部的清潔更為注重；通常早晚各洗一次臉，夏天可視流汗及油脂量情形多洗一次，洗臉時選擇適合自己膚質的清潔用品。

適度的保養

針對自己的膚質（乾性、油性、中性、混合性）、膚色（第一型至第六型）、季節、工作性質等因素，選擇適合的保養產品。例如：常接觸清潔劑、水的人就要更勤快擦保溼性護手乳（一天至少六次）。

防曬

適度防曬可以防止曬傷、曬黑、曬斑，甚至降低部分皮膚癌的發生率。通常 skin type 分型數字越小，越要注重防曬。

防曬重點是**A**：Avoid 避免，避免在紫外線較強時曝曬，例如：上午10點～下午3點之間。**B**：Block阻隔，使用防曬產品（sunblock），一般SPF係數15～30即可；但陽光過敏或膚色偏白的人係數要較高，不過超過50就沒有太大意義。**C**：Cover遮掩，就是儘量使用衣物、帽子、太陽眼鏡等物件遮掩，也可利用樹蔭，騎樓等地遮掩。

Dr'suggestion

做好毛髮與指甲的保養

毛髮與指甲同樣需要保養，以下提供幾種保養的方法：

毛髮

★外出時儘量避免曝曬在太陽底下，以防紫外線的傷害。

★要經常清洗頭髮，根據乾性或油性髮質，每周洗數次不等。乾性髮質洗髮後應潤髮，洗髮潤髮應分開；油性髮質要更徹底洗淨，選擇清潔力好，可吸收皮脂或中和油脂的洗髮乳。有嚴重頭皮發炎的患者，應尋求醫師建議選擇洗髮精。

★吹頭髮時，使用吹風機最好保持10~20公分距離，溫度不要太高，避免損傷頭髮。

★梳頭髮時，從髮根輕輕梳向髮尾。

★攝取均衡的飲食，尤其蛋白質每天至少需攝取40克以上。過度減肥容易引起掉髮。

指（趾）甲

★經常修減指甲，維持指甲的清潔。

★修減指甲長度要適當，不宜太短，應超過甲床外緣0.1公分以上，以免讓甲床暴露，可能引起甲床角質化。周圍的指甲更不可修剪過短或過度修剪側面甲溝的角質或息肉，以免引起嵌甲及甲溝炎。指甲也不要太長，易藏污納垢及導致容易外傷，造成甲床剝離。

★保持手部的乾燥，必要時可塗抹護手霜。

★儘量不要使用彩繪指甲或常用去光水，容易造成指甲脆弱及指甲周圍皮膚脫皮受損。

★腳趾甲的保養是穿合腳、透氣、低跟的鞋子，後者比較不會引起雞眼。襪子最好選擇吸汗的棉質襪，經常保持清潔與乾燥，流汗或泡水時應立即更換，以免孳生黴菌及細菌，導致灰趾甲或甲溝炎。

Chapter

2

最常見的22種皮膚病

溼疹、接觸性皮膚炎、異位性皮膚炎、尿布疹、脂漏性皮膚炎（脂漏性溼疹）、錢幣型溼疹、缺脂性溼疹（冬季癢）、乳房溼疹、鬱積性皮膚炎、汗皰疹、富貴手、日光性接觸性皮膚炎、股癬、足癬（香港腳）、乾癬（牛皮癬）、蜂窩性組織炎、蕁麻疹、青春痘、肝斑（黑斑）、癤、毛囊炎、單純疱疹、帶狀疱疹、禿髮、脫髮症

溼疹

一、什麼是溼疹？跟過敏有關嗎？

溼疹（Eczema）是皮膚上最常見的一種病症之一，原意指皮膚有炎症反應，發生小水泡，並有滲出液的狀態，簡單來說，就是一種皮膚炎（Dermatitis），症狀特點包括：發炎部位呈紅色、皮膚表層稍微隆腫，有時伴隨水泡及體液滲出的現象，無論大人、小孩都可能是好發患者。

一般人從字意上來看，常會對溼疹產生誤解，認為溼疹一定是溼熱、溼氣等因素造成，事實上，這是錯誤的觀念。之所以會罹患溼疹，原因跟「溼」不一定有直接的關係，比較準確的說法，溼疹就是一種表皮對內因性及外因性刺激發生炎症反應的現象。

與過敏的關係

溼疹可能是過敏的一種表現，如接觸性皮膚炎，但在醫學定義中，過敏是泛指個體對某種物質表現比大多數人更強的免疫反應，可以在皮膚上或其他器官上呈現，且涵蓋的型態很廣，例如：氣喘是呼吸道過敏、蕁麻疹是皮膚的過敏。

二 溼疹有哪些症狀呢？

溼疹的症狀，在不同時期有不同的症狀。急性溼疹會起水泡、劇癢，若是放任不管、不治療，經過一段時間，皮膚表面會變得較厚，水泡較少，持續發紅，此時稱為「亞急性溼疹」；久而久之，可能會變得又厚又乾，形成白色脫屑及顆粒性隆起，就是所謂「慢性苔癬化」症狀，就不容易根治，會一再復發。

溼疹家族的症狀

舉凡皮膚出現小水泡、紅斑及脫屑的病症都屬溼疹家族，在臨床的症狀可分：

急性溼疹：皮膚出現發紅、腫脹、發癢的現象，接下來會冒出一顆顆小水泡，水泡破掉後則會有滲出液流出。

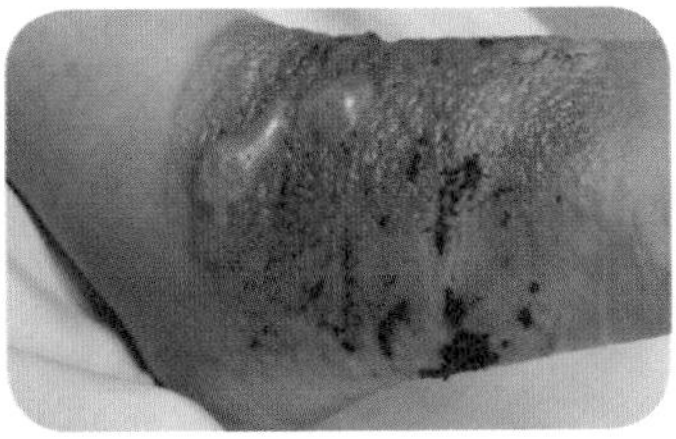

✚急性溼疹
接觸性皮膚炎的急性期，冒出大水泡。

亞急性溼疹：此時滲出液已開始變乾、結痂，皮膚也會慢慢變得比較厚，摸起來有些粗糙感，有些時候還會伴隨著脫皮的現象，有些患者在此一時期仍然會持續發癢。

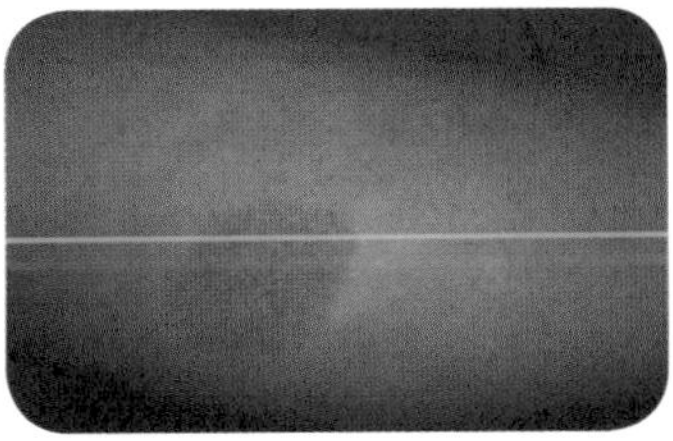

✚亞急性溼疹
溼症進入亞急性期，水泡破掉後，會變乾、粗糙。

慢性苔蘚化：患部的皮膚逐漸變為苔蘚化，和正常皮膚比起來顯得更為乾燥、更粗，嚴重時甚至還會產生龜裂現象，不過並不是所有溼疹都會轉變為慢性病症，大多數的溼疹症狀在經歷亞急性時期以前就可痊癒了。

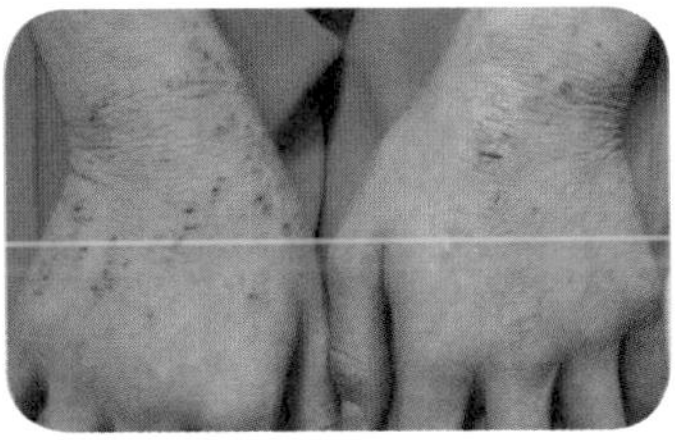

✚慢性溼疹
溼疹進入慢性期後，皮膚常會變成粗粗乾乾的苔蘚狀，病理上稱之為慢性單純苔蘚。

為什麼會得溼疹？種類有哪些？

溼疹發生原因很多，一般可分為：

內因性

因為本身的體質因素所造成。例如：壓力過大就有可能引發脂漏型溼疹、鬱積性溼疹；過敏體質者則容易引發錢幣狀溼疹、異位性皮膚等。

外因性

可能是來自於外在環境的刺激。例如：經常包尿布的小嬰兒容易因為不透氣，而引發尿布疹；因為曝曬在陽光下而造成皮膚發炎等；有些則不清楚原因。

種類

溼疹的名稱及分類並沒有非常系統化，有時依據外觀型態命名，如錢幣型溼疹；有時依據原因，如腿部容易罹患的缺脂性溼疹；有時為古早命名沿用至今，但有誤導病因之嫌疑，如手、腳部常發生之汗皰疹，雖然與汗水無直接關連，但仍沿用此名稱。

看診時，病人必須詳述溼疹出現的時間、生活作息、接觸史、過敏史，作為醫師除了目視之外的診斷依據，藉以找出病因。

通常溼疹從外觀即可鑑別診斷，不過少數溼疹可能與其他疾病混淆，比如胯下的黴菌感染，因為常是溼熱引起，常被一般人認為是一種溼疹，而使用了錯誤的治療。

乳房部位的溼疹，其症狀類似一種叫做柏哲氏病的癌症（帕哲氏病是乳癌的一種，它在臨床表現最初為乳頭表面會出現脫屑、結痂，並出現類似溼疹樣的皮膚變化），這時就需要進一步切片檢查來確認，才能正確治療。

溼疹好發部位與季節：

	病名	發生部位	好發季節	好發族群	好發年齡
內因性	異位性皮膚炎	關節內側、頸部	冬、夏	有家族病史、氣喘、過敏性鼻炎、慢性結膜炎者	0～30歲
	脂漏型溼疹	鼻翼兩側、眉毛、髮際、耳後	秋、冬	中風、巴金森氏症患者、精神壓力大者	30歲以上
	鬱積性溼疹（重力性溼疹）	小腿	不限	經常長時間站立者	40歲以上
	汗皰疹	手、腳	季節交替	過敏體質、壓力大、失眠、足癬患者	15～50歲
	錢幣狀溼疹	腿部	秋、冬	乾燥或過敏性膚質者	25～60歲
	缺脂性溼疹（冬季癢）	腿部	秋、冬	皮膚乾燥或特殊體質者（例如魚鱗癬患者）	30歲以上
外因性	接觸性溼疹	臉、手、腳等容易接觸外物的部位	不限	過敏體質者	不限
	日光性接觸性皮膚炎	曝曬部位	春、夏	過敏體質者	不限
	富貴手	手指	不限	常接觸清潔劑、肥皂、化學溶劑者	25～60歲
	尿布疹	大腿內側、臀部	不限	嬰兒或需長期包尿布的成年病患	0～2歲、成年

接觸性皮膚炎

二 什麼是接觸性皮膚炎？

「接觸性皮膚炎」在溼疹類的皮膚病中一直名列前茅，顧名思義就是因皮膚接觸到外在的某些物質，而引起發炎的現象。例如：佩戴項鍊等金屬飾品、使用中藥貼布或染髮劑、保養品等所引起的溼疹症狀，都屬於此種。

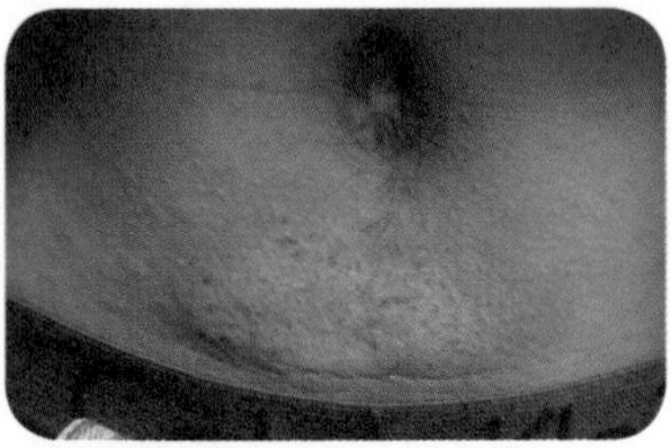

✚對金屬過敏者，容易在肚臍下方，金屬常接觸位置產生接觸性皮膚炎。

三 佩戴金屬或使用染髮劑、保養品易引起接觸性皮膚炎，為什麼？

患者由於自身的免疫系統中，有可引發對外某特定物質的過敏反應，稱為「過敏性接觸性皮膚炎」，比如對金屬或染髮劑過敏等。

而金屬中最常見引起過敏的成分則出現在廉價金屬飾品中的鎳，其他如鐵、銅、鈷和鉻等也都可能引起過敏。在染髮劑的部分，通常是一些含有PPD（Para Phenylene Diamine 對苯二胺）成分的染髮劑，引發過敏的機率最高，因此本身若是屬於過敏性體質者，最好避免使用此類產品。

再來是因皮膚細胞本身接受急性或長時間的外在刺激所引起的過敏反應，屬於「刺激型接觸性皮膚炎」；濃度太高的果酸保養品、洗碗精等清潔劑、化學溶劑或是香水中的合成香料等，都可能引起刺激性接觸性皮膚炎，例如：手部的溼疹常常就是刺激型接觸性皮膚炎。至於接觸劑量的多寡，則會與症狀的嚴重程度成正比。

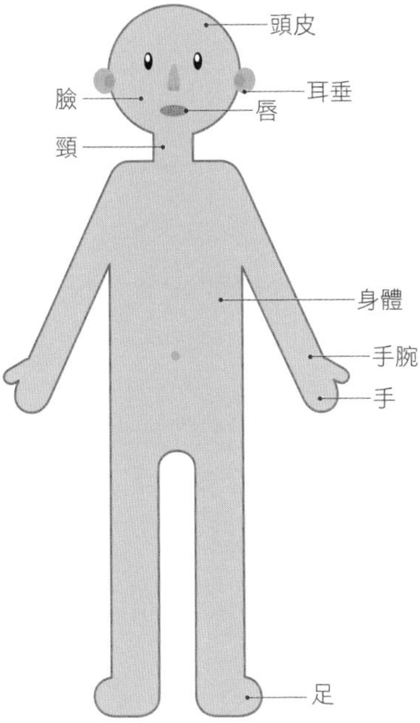

✚接觸性皮膚炎好發部位。

接觸性皮膚病過敏來源及好發部位

過敏來源	部位
化妝品、肥皂、含鎳成分眼鏡框	臉部
染髮劑、含秘魯香膠之乳液	頭皮
唇膏	口部
含鎳或鉻首飾、香水	頸部、耳垂
含鎳、鉻首飾或其他飾品	手腕
含鎳或鉻首飾、綿羊油、櫻草	手部
內衣褲鬆緊帶、衣物染料、牛仔褲金屬扣	身體
塑膠鞋、襪子染料、鞋子金屬裝飾品	足部

接觸性皮膚炎的症狀有哪些呢？該如何判斷？

造成臉部接觸性皮膚炎的原因，大都是由於使用了新的洗面乳（皂）、保養品或化妝品，因而引起刺激性或過敏性的肌膚反應，症狀大多為發紅、腫脹，並且發癢。

過敏性接觸性皮膚炎在症狀的表現上通常比較嚴重，其在患部會有水泡、組織液滲出及紅腫的症狀，通常會很癢，而且多數患者的症狀表現會一次比一次來得嚴重。

至於刺激性的接觸性皮膚炎，在症狀表現上雖然不如過敏性來得嚴重，且通常不會引起水泡，患部皮膚也只會出現發紅、脫皮等現象，但有時癢起來也是十分難受的，因此還是不能輕忽它。

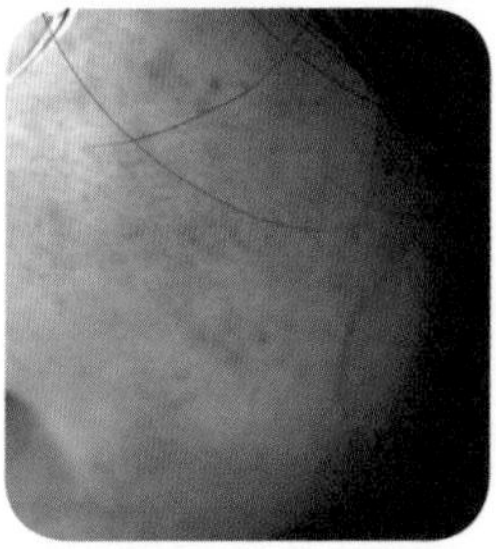

✚臉部因使用對皮膚過敏產生之接觸性溼疹症狀。

一旦發現臉部有了接觸性皮膚炎的症狀，即應該馬上停止使用任何與臉部接觸的產品，尤其是最近兩個星期內才開始使用的新產品，很可能其中就含有造成接觸性皮膚炎的原因。

但仍可擦成分單純且長期已用過的保溼乳液或凡士林。

症狀較輕微者，多半幾天就可痊癒；若是比較嚴重的，醫生也會開含有輕度劑量的類固醇外用藥膏及口服止癢藥物，約一星期後，即可痊癒。

由於保養品、化妝品這類商品的成分均很複雜，因此要找出究竟是哪種成分引起皮膚發炎的反應並不太容易，所以若皮膚屬於較為敏感型的人，為了謹慎起見，每次使用新的臉部產品時，最好能先塗抹於手臂內側或耳後部位做測試。

正確的做法則是每天早晚塗抹於測試部位，且連續5天，若是該處皮膚並未有任何發炎反應，那就可以安心的使用在臉部皮膚了。

如何治療接觸性皮膚炎？

一般治療接觸性皮膚炎的方法，視發作情形而有不同。

在急性期，醫生會開出含有類固醇的外用藥膏給予病人塗抹於患部；由於急性期的發炎反應，大多會因為發炎而提高熱度，再刺激患部，造成更嚴重的發炎及發癢的現象，因此，病人可以自行進行冷敷，每次約10～15分鐘，1天大約3～4次，不僅可降低皮膚的發炎反應，也可達到止癢的效果；若是症狀嚴重者，則需要再使用口服藥，通常服用約2～3天即可大大改善症狀。

口服用藥

使用溼疹口服用藥有下列兩種：

①**抗組織胺**：這是一種可以緩和發癢感覺的藥物，通常此種藥物醫生只會開給癢得很難受，甚至無法入睡的患者，因為這種藥物吃了會有想睡覺。不過新一代的抗組織氨，則較沒有這些副作用。

②**免疫抑制劑**：這種藥通常用於比較嚴重的異位性皮膚炎患者，由於副作用較多，因此根據目前的臨床統計顯示，約有百分之十～百分之二十服用此藥的患者會產生肝、腎功能的障礙，因此若是長期服用此藥物，則需要做血液追蹤檢查，以確認肝、腎功能是否受到影響。

外用藥膏

使用外用溼疹藥膏依照成分的不同，大致可分為以下兩大類：

①**類固醇藥膏**：這是目前最廣泛使用、也是最為大家所熟悉的溼疹藥膏，雖然是類固醇藥膏，但根據成分及比例的不同，又可再細分為很多種。

至於不同的溼疹病症、程度的嚴重與否，應該要使用哪一類藥膏，最好還是經由醫生判斷會比較好。因為不同的溼疹種類及所發生的部位不同，使用的藥膏也會不同。

類固醇藥膏若長期使用，有可能會使皮膚萎縮、變薄、膚色變淡，甚至造成皮膚功能的損壞，所以還是不要太大意。

此外，在使用類固醇藥膏時，只要在患部塗上薄薄的一層，即可達到治療的效果，千萬別想說塗厚一點會好的比較快，若弄得不好反而會傷害了原本健康的皮膚喔！

②外用免疫抑制劑：對於溼疹症狀較為嚴重且需要長期治療、塗抹外用藥膏的患者而言（如容易反覆發作的異位性皮膚炎、脂漏性皮膚炎患者），免疫調節劑就是一種為了避免長期使用類固醇而可能引起副作用，用來取代的替代性藥物，它可以單獨使用或搭配類固醇藥膏交替使用。

免疫調節劑雖然是一種幾年前才問市的新藥物，但它仍有比傳統用藥更好的優點：安全性比類固醇要來的高，相對的副作用也比較少，不過若是溼疹部位已遭受到其他的感染，或對陽光有過敏反應，或者是身上有不明原因的淋巴結腫大等情形，那就不適合使用此類藥物了。

接觸性皮膚炎有預防的方法嗎？

想預防接觸性皮膚炎，最根本之道，就是找出可能引發皮膚炎的外在物質，然後避免接觸到這些東西，並且避免接觸來路不明的物質。

想了解自己的皮膚對何種外在的刺激會產生發炎反應，除了回想自己接觸過哪些物質後，引發了接觸性皮膚炎之外，也可透過醫生進行抽血或貼膚試驗的診斷，來測出會引起過敏反應的刺激性物質。

然而這種方法並無法百分之百測出過敏原，尤其是本身的過敏性體質，可能會因牽涉到複雜的免疫系統，因而比較難以掌握。

有刺激性接觸性皮膚炎，但好了之後擦任何東西都不舒服，該怎麼辦？

有的人的確在經歷刺激性接觸性皮膚炎後，臉上的皮膚變成不太能使用保養品或化妝品，這時要考慮是否有過敏性接觸性皮膚炎的情況，可請醫師診斷，看需不需要做「貼膚測驗」，這是一種專門用來尋找過敏性接觸性皮膚炎的檢查，目前很多醫院的皮膚科都可以做這項檢查。

如果不是的話，平時洗臉儘量不要用清潔用品，洗完臉若覺得乾燥的話，也可以擦點凡士林，讓皮膚獲得充分的時間休息，等到自行恢復正常後，再一種一種慢慢地試用化妝品或保養品，藉以了解皮膚對化妝品或保養品的適應程度。

異位性皮膚炎

什麼是異位性皮膚炎？

異位性皮膚炎（atopic dermatitis），原文為希臘文atopia，意思是「奇妙的皮膚病」，為先天性過敏遺傳體質，再加上後天過敏原刺激所造成的皮膚病。

這種皮膚疾病屬於一種全身型的溼疹，通常一歲以前的嬰兒大多發生在臉頰、眼部周圍，甚至是頭皮等特定部位；一歲以後的幼兒則容易發生在關節、脖子、手肘、膝蓋等身體皺摺部位。

夏天因為流汗造成皮膚刺激，容易在脖子、手肘與胳肢窩處造成發炎；而一到冬天，因皮膚保溼功能較差，過分乾燥而龜裂發炎，嬰幼兒常抓得皮破血流。異位性皮膚炎中醫上俗稱為「四彎風」，即是因為此一時期的症狀特徵而來。患有異位性皮膚炎的人，也比較容易出現富貴手、毛孔角化粗糙的毛病。

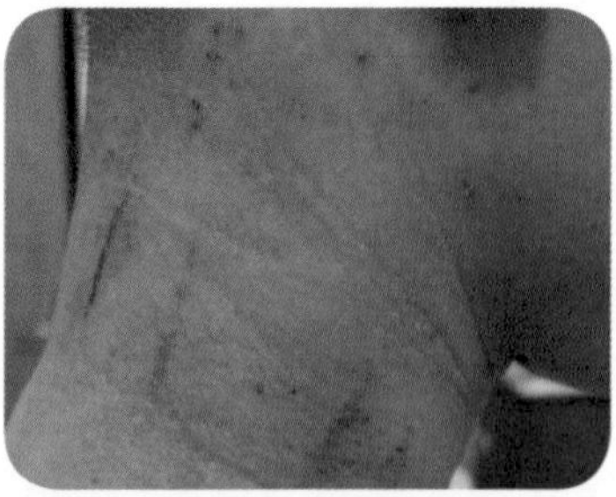

✚異位性皮膚炎也好發在頸部，常出現脫屑、變粗糙及抓癢現象。

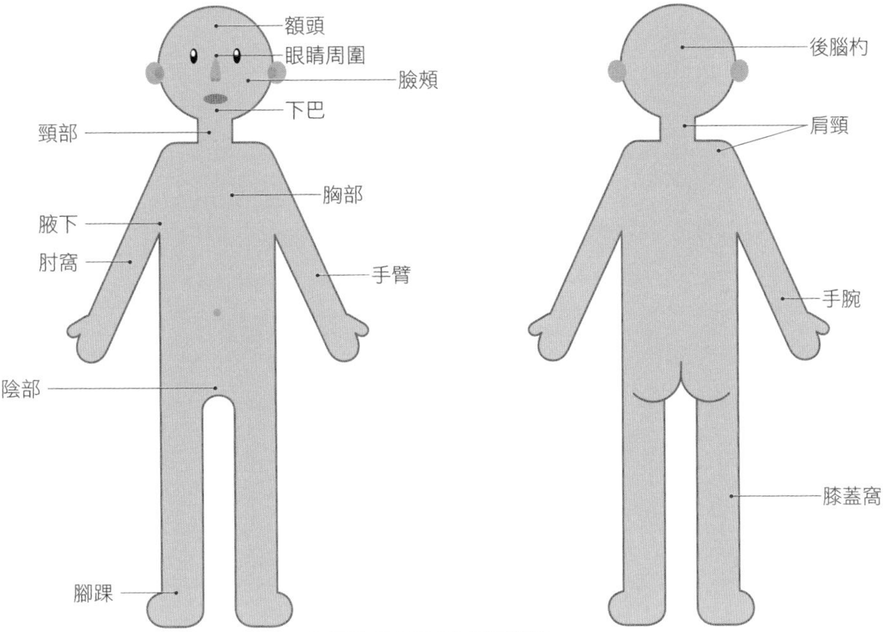

✚異位性皮膚炎好發部位。

異位性皮膚炎只有嬰幼兒會得嗎？

異位性皮膚炎是一種好發於嬰幼兒時期的皮膚炎，大約有高達百分之十五至百分之二十的嬰兒會罹患此一疾病，患者大多在五歲前發病，二至七歲是高峰期，可說是嬰兒、兒童常見的慢性皮膚病。

雖然這是嬰幼兒最常見的皮膚疾病，但在臨床上也發現，有極少數的患者是在青少年，甚至是成年後才首次發病，而且一發病症狀可能會更嚴重。

且研究發現，異位性皮膚炎的患者其皮膚角質層通常具有缺損，因此保水、保溼的功能較差，皮膚也比較容易乾燥，而一旦皮膚乾燥，就容易受到細菌（如金黃色葡萄球菌、鏈球菌）、黴菌（如癬）或病毒（如單純皰疹）的感染，因而引起皮膚發炎、紅腫、有小水皰疹、脫皮、發癢等症狀。

這些症狀若發生在大人身上還好，但若發生在沒有言語表達能力的嬰幼兒身上，當其遇到發癢難耐的狀況時，直覺得就會伸手抓搔，或者是以哭鬧的方式來傳達身體的不適，特別是如果在夜間癢得受不了時，還會造成無法入眠，哭鬧一整夜的情形。

這時候，父母就需要以極大的耐心好好的安撫小孩，並可適度的以冷水浸泡過的棉質毛巾（嬰兒最好改成材質更為柔軟的紗布巾）來輕輕擦拭，或者拍打覺得癢的部位，藉以使其癢的症狀獲得舒緩。

然而，大部分在嬰幼兒時期罹患異位性皮膚炎的患者，長大後大多可自行痊癒，只有極少數的患者會持續反覆發作，但只要在日常生活中稍微留意，並勤於保養皮膚，仍然可大大降低再次復發的可能性。

異位性皮膚炎有啥症狀？

異位性皮膚炎最大的症狀就是「癢」和「皮膚敏感」，這種癢尤其在傍晚到晚上會更加嚴重；皮膚的症狀則可依發作的時間、年齡而有所差別。

嬰兒期的主要症狀為臉頰出現紅斑、顆粒狀的丘疹、水泡，甚至有許多分泌物的現象，然後擴散到整個臉部。

進入幼兒期，除了常有復發性溼疹外，皮膚也會變得乾澀、粗糙，呈現苔蘚化的狀態；苔蘚化是指皮膚炎因癢而不停地抓，這個刺激造成表皮細胞增殖旺盛，促使表皮乾燥，結果角質層變厚、變硬，皮膚表面因而非常乾燥，就形成苔蘚化。會從臉朝身體方向逐漸出現類似雞皮疙瘩的丘疹，由於發疹處會很癢，因而常會有抓痕，還會呈現較多慢性的皮膚症狀，如很明顯一條一條乾燥粗糙的皮膚紋路或黑色素的沉澱，主要分布在四肢彎曲及身體皺折的地方。

另外，有的人從嬰幼兒開始，症狀會持續到成人期，也有少部分人是從這個時期才復發或初發。

異位性皮膚炎會遺傳嗎？

通常罹患異位性皮膚炎的患者，大多屬於遺傳性的，一般父母之一若有過敏體質，孩子有三分之一的機率會遺傳到，如果兩者都有過敏體質，孩子遺傳到的機率將提高到二分之一到三分之二；若具有遺傳因子，又碰上後天的誘發因子，很容易導致症狀的產生。

而在異位性皮膚炎的病人家族內，可發現有相同病症的人，其經由血液檢查得知「免疫球蛋白E」濃度特別高，且白血球中的「嗜伊紅性球」比率則增加。由以上可知，與過敏原有關。

目前的研究結果證實，患有異位性皮膚炎的人，遺傳性體質的因素占有很大的影響。迄今已有超過80種基因發現與異位性皮膚炎有關，其中微絲蛋白（flaggrin）是被研究得最多的。它是存在於表皮角質層的一種蛋白，微絲蛋白突變或減少會使正常角質化受到妨礙，皮膚自然屏障受損，進而產生異位性皮膚炎。

與過敏體質有關

如果是因為遺傳體質所導致的異位性皮膚炎患者，通常百分之八十的患者會合併患有氣喘、過敏性鼻炎、結膜炎等其他過敏症狀，但這些疾病彼此之間，並不會相互影響，也不一定會同時出現，只能說容易罹患過敏性鼻炎或氣喘的人，有可能也是異位性皮膚炎的患者。

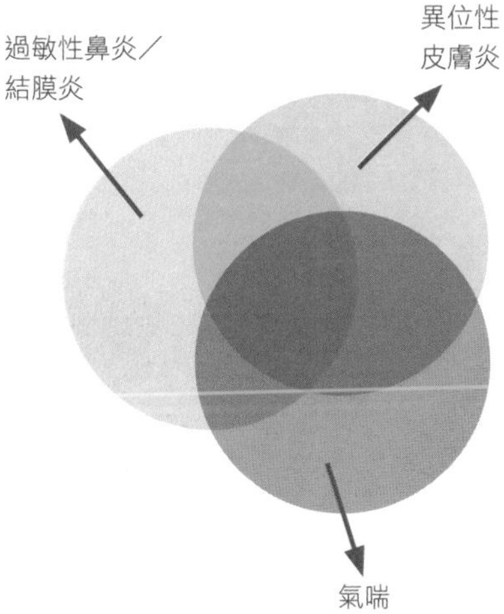

✚過敏體質的連帶關係圖。

過敏性鼻炎／結膜炎、異位性皮膚炎、氣喘三者間大都有連帶關係，有人僅得到一種，有人表現兩種，有人三種都有。這些過敏性疾病是由同一群基因所控制，每個成分基因表現的不同，加上後天環境（過敏原）刺激不同，而產生不同程度的發病率。發生的順序也不同，一般會先有異位性皮膚炎的表現，兩歲後再進展為氣喘。

異位性皮膚炎的外在誘發因子有哪些？

環境方面

灰塵、塵蟎、花粉、蟑螂、香精等，都是異位性皮膚炎的抗原。尤其是塵蟎會以人類或寵物的頭皮、毛髮、食物殘渣等為食物，潛伏、生存在床單、絨毛玩具或毛毯中，而且塵蟎喜歡溼熱的環境，臺灣溼熱的氣候正適合牠們生長；此外塵蟎的卵、排洩物及屍體等，同樣可能成為過敏原。

食物方面

蛋、牛奶（尤其對嬰兒而言）、大豆、堅果類（如花生、核桃等）、有殼海鮮等食物的部分成分，都存在誘發異位性皮膚炎的因子。

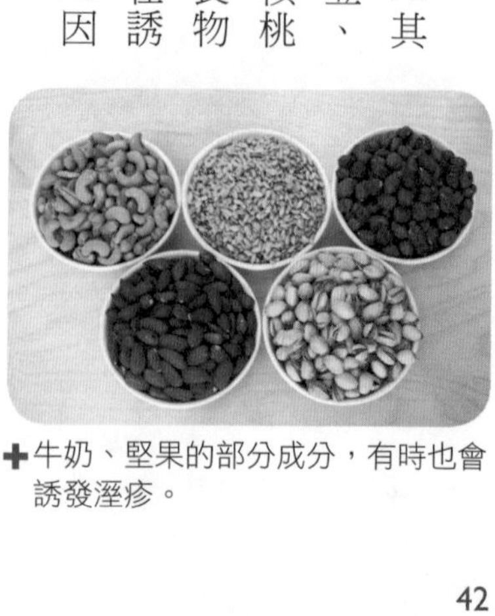

✚牛奶、堅果的部分成分，有時也會誘發溼疹。

異位性皮膚炎要如何治療？

目前治療異位性皮膚炎的方法，大致可分為口服與外用兩種。

口服藥

可分為類固醇、免疫抑制劑、避免細菌感染的抗生素，以及具有止癢作用的口服抗組織氨。

值得注意的是，為了避免類固醇對嬰幼兒的影響，家長千萬勿自行到藥局購買一般的類固醇藥膏給小孩塗抹，必須要經過醫生診斷，由醫生根據症狀的程度，來開立濃度不同的類固醇藥膏，才不會因一時的疏忽，而造成小朋友永久性的傷害。

外用藥

除了常見的類固醇之外，也可使用非類固醇免疫調節劑，以及目前新的紫外光療法。

紫外線光療法

紫外光療法就是利用紫外線的照射來刺激發炎細胞、角質層細胞及真皮層的纖維母細胞分泌各種的細胞激素（cytokines）；細胞激素可調節各種發炎反應的進行，由於許多皮膚病都和這些發炎症狀及細胞激素之間的不平衡有關，因此，可以利用紫外線對免疫系統產生各種作用，進而治療包括乾癬、異位性皮膚炎等皮膚病。

類固醇藥物有讓人擔心的副作用，可安心使用嗎？

類固醇就像刀子的兩刃，雖有效果但副作用的確需要注意，包括皮膚變薄、毛髮增加和血管擴張，易受感染；不過對於治療異位性皮膚炎方面，其效果是有目共睹的。

而外用類固醇的副作用只會在長期使用下造成，多半產生在敷處，臉部和皮膚皺褶處對藥物的吸收力佳，也是最容易出現副作用的地方，使用時，皮膚科醫師通常不會在這些部位使用藥性較強的類固醇。類固醇強度分為七級，會先用較強的劑型從短時間改善症狀後，再改用藥效較弱的，或是不含類固醇的藥物。

在專科醫師療程所建議的正確使用方式下，類固醇藥膏一般是很安全的，若患者太過擔心副作用的問題，延誤使用的黃金期，反而導致要花更長時間敷用它，豈不是得不償失？

在中藥方面有治療處方嗎？

中藥治療處方

台灣人因為氣候環境的關係，許多人都屬於脾、胃溼熱的體質，而這種體質的人又比較容易因為飲食不當，或者生活作息改變，造成腸胃失調，當腸胃一旦失調，就可能會引起過敏型的溼疹反應，尤其又最容易發生在小朋友身上。例如：嬰兒的腸胃較弱，吃了雞蛋、牛奶之類的食物後，引發了異位性皮膚炎的反應，就是屬於此種原因。

對症治療藥方

★參苓白朮散

成分：人參、白朮、茯苓、甘草、薏苡仁、砂仁、陳皮、桔梗、白扁豆、淮山藥、蓮子、大棗。

功效：可清除體內溼熱，並有提振食慾的作用。

★六君子湯

成分：白朮、炙甘草、半夏、茯苓、陳皮、大棗。

功效：具有補氣的作用，可治療腸胃失調、食慾欠佳、消化不良等症狀。

有些外用中藥對治療異位性皮膚炎有一定的效果，中藥的藥性溫和，國人容易接受，也不妨可試試這些中藥藥方，但前提最好還是請中醫師診斷後，再使用比較安心。

日常生活如何預防？

在日常生活中多注意環境的整潔，如窗簾、地毯等都需避免堆積過多的灰塵，保持室內通風、乾燥，讓塵蟎無從孳生；當然最好也不要飼養貓、狗等容易掉落毛髮的寵物；寢具方面更是要經常清洗更換。

飲食方面，避開會引起過敏原的食物，平日

西元一八九〇年，有學者將異位性皮膚炎整理訂出以下特徵，作為診斷參考：

主要特徵（至少包含3種）	·癢 ·典型皮疹 ①成人在彎曲處（如胳肢窩、手肘）形成苔癬化的溼疹 ②嬰幼兒在臉部及四肢的皺摺處 ·慢性或慢性反覆發作的溼疹 ·本身或家人有異位性體質
次要特徵（至少包含3種，依重要性做排列）	·立即性（第一型）皮膚測試呈陽性 ·從小發作 ·魚鱗癬／手掌紋路較深 ·反覆性結膜炎 ·黑眼圈 ·臉色蒼白／紅斑 ·唇炎 ·手、足溼疹 ·流汗時會發癢 ·毛囊明顯突出／毛孔角化 ·病程受環境影響／受情緒影響 ·血清IgE高 ·皮膚乾燥 ·皮膚容易感染／免疫力差 ·白內障 ·眼睛下有皺折 ·白色糠疹 ·脖子上有皺折 ·乳房溼疹 ·對毛料敏感 ·受食物影響惡化

注意飲養均衡，可多吃富含α亞麻酸油的海藻、紅蘿蔔，以及含豐富EPA的秋刀魚、青花魚等；EPA可以防止引起發炎的化學物質自細胞中游離，α亞麻酸油則可在體內製造EPA，兩者有相同的功效。益生菌（probiotics）近年來也有相關研究，可以改善過敏的體質。

至於在自我皮膚保養方面，可使用溫和、不含皂性的沐浴用品；每天洗完澡後，最好能馬上塗抹凡士林或保溼乳液；秋冬之際溫度下降會造成皮膚乾燥，更需做好皮膚的保暖、保溼的工作，夏天儘量避免烈日曝曬或劇烈運動，以免汗水堆積於皮膚上；衣物選擇方面，尼龍、聚酯等化學纖維與羊毛等材質，容易對皮膚產生刺激，應儘量避免穿著，最好穿著百分之百純棉的衣服；清洗衣服時要徹底

Dr'suggestion

過敏性皮膚炎的檢測方法

目前對於過敏性的皮膚炎有以下幾種檢測的方法，但無論是哪一種檢測結果，都無法絕對保證能找到真正的過敏原或致病因素，所以也只能提供給檢測者作為生活上的保養與預防參考之用。

檢測方法

1. 抽血檢測過敏原

目前有些醫療院所強調一滴血就可檢驗出過敏原，指的就是這種方法。其透過驗血可檢測的接觸性皮膚炎或異位性皮膚炎之過敏原，目前大約可測出30～50種不同的過敏原。然而，每家醫院的檢驗項目都會有些許的不同，

但並非每一位疑似過敏的小孩都需要測量過敏原，若是「免疫球蛋白E」濃度過高，抽血檢驗過敏原才有意義。目前這種檢驗需透過醫師來判斷，如果醫生覺得是非必要的情況下做檢測，則健保將不予以給付，而需由患者自行負擔檢驗費用。

2. IgE檢驗

透過抽血來檢驗血液中的「免疫球蛋白E」，通常成人如果超過數值200、小孩超過100的話，表示具有過敏性體質，也較容易罹患異位性皮膚炎、氣喘等疾病。

皮膚過敏原檢驗方式

項目及正常數值	適合對象	方式	費用
臍帶血測驗IgE IgE＜1.5IU/mL	新生兒	生產留下臍帶血2～3mL送檢	自費500元
血清IgE檢驗 小於1歲：＜15 IU/mL 1～5歲：＜60 IU/mL 6～9歲：＜90 IU/mL 10～15歲：＜200 IU/mL 成年人：＜100 IU/mL	一歲以上兒童至成人（三歲以上較宜）	抽血3mL 檢驗	250元，符合過敏條件，檢查皆由健保給付
食物過敏原篩檢	一般兒童、成人		視項目多寡，由2000～10000元不等

3. 貼膚試驗

透過不同材質的貼片貼於皮膚上，來檢測是否會導致接觸性皮膚炎的症狀，根據各家醫院的不同，大約可檢測出20～30種不同的過敏原。此項檢測也是需要透過醫生判斷是否為必要檢查，否則健保將不予以給付。

洗淨，不要讓洗衣粉成分殘留在衣物上。

只要能養成以上這些良好的日常生活習慣，相信就可更快的遠離異位性皮膚炎。

泡海水能治療異位性皮膚炎嗎？

某些國家如法國的幾處溫泉，其所含的礦物質對異位性皮膚炎之發炎反應具有舒緩效果，當地甚至有國家健保給付溫泉療法。但是海水成分不同，也沒有經過大規模研究，雖具有礦物質、微量元素，但也有高度鹽分，對原本就乾性的異位性皮膚可能會有使其更乾燥之情形，所以不能夠貿然以海水浴當成一種治療。

多喝水可將過敏原排出體外嗎？

多喝水並沒有辦法排除過敏，必須透過抽血或是皮膚檢測的方式，找出自己的過敏原、避免接觸，才能防止過敏找上門；均衡營養、減少壓力、正常作息，做好自我皮膚保養，才是正確的保健方法。

尿布疹

什麼是尿布疹？

尿布疹顧名思義，就是指在寶寶包尿布的位置出現紅疹，通常發生在寶寶臀部與兩腿包著尿布的地方。主因是寶寶的尿液和糞便所含的尿素與腸道酵素，停留在寶寶皮膚上的時間過久，刺激皮膚產生變化，進而引起疹子，就是尿布疹。

此外，若使用尿布卻未經常更換，還可能併發念珠菌感染，念珠菌是一種黴菌，喜歡生長在溼氣重的環境裡，因此溼的尿布加上皮膚的溫度，正是念珠菌的孳生溫床。

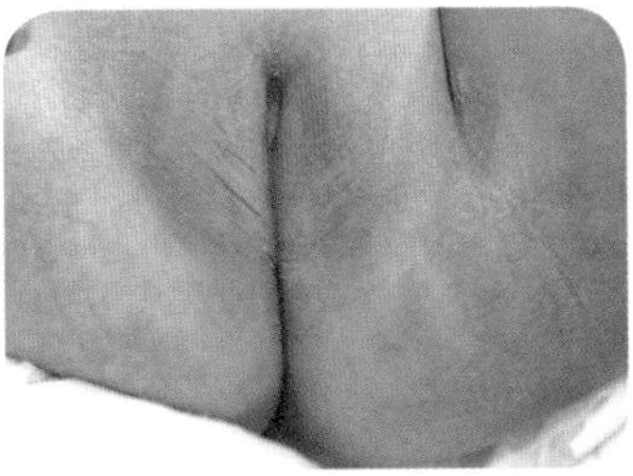

✚寶寶的小屁屁如果沒有保持乾爽，容易因為尿布太髒感染細菌而起疹子。

寶寶得尿布疹時要怎麼處理呢？

尿布疹急性期時，還是要帶給醫師診斷，因為不同的尿布疹使用的藥物不同，例如：刺激性尿布疹醫師會開處方給嬰兒使用含類固醇或免疫調節劑的藥膏；若皮膚很溼，則會以具收斂效果的氧化鋅藥膏輔助治療；若有傷口，會加上抗菌成分的抗生素藥膏；若是念珠菌的感染，則會使用抗黴菌藥膏。這些都必須在醫師指示下適時適量使用，不當時機使用或強度不對，常會有副作用產生。

平時家長則可使用爽身粉、痱子膏，有助於在寶寶皮膚形成一層薄膜，並有收斂效果，隔絕細菌與黴菌的孳生。

為什麼寶寶容易得尿布疹？

小孩如果是異位性皮膚炎或脂漏性皮膚炎的體質，就會比一般小孩容易得到尿布疹，而且得到後也較不易痊癒；使用尿布的質地是否輕薄、吸水度是否夠好、以及換尿布的頻率是否足夠也會影響得到尿布疹的機會。

另外，有研究認為喝母奶的小孩比喝配方奶的小孩較不會得到尿布疹。

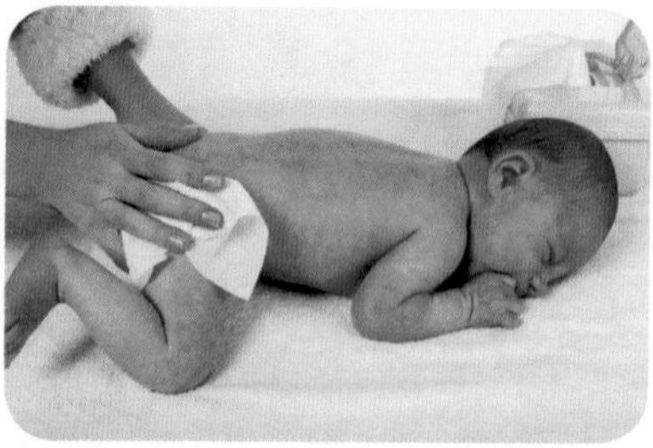

✚要常換尿布，預防小屁屁產生尿布疹。

寶寶屁股長紅紅的疹子就是尿布疹嗎？

當家長發現寶寶皮膚出現疑似尿布疹的紅疹時，最好帶去給醫師診斷，以確定診斷及是否需要處方藥物。因為有些疾病如脂漏性皮膚炎、痱子、念珠菌感染、毛囊炎等都容易和尿布疹混淆，如果不明原因就用了一般尿布疹藥膏，常常不是沒效就是產生副作用。

要怎麼避免寶寶得尿布疹呢？

預防尿布疹的不二法門就是清潔，家長最好替寶寶勤換尿布，除了選用輕薄、透氣性佳的尿布外，至少要每2個小時就更換一次尿布。而在更換尿布的同時，也可以在小嬰兒的屁股上適量的撒上一些痱子粉，使小屁屁保持乾爽。

如果用的是布質尿布，清洗時要多用清水沖洗幾次，以徹底除去肥皂與清潔劑成分，減少使用時對皮膚的刺激。炎熱的夏天減少包尿布的時間，多讓寶寶的屁股透透氣，也可減少罹患尿布疹的機會。

究竟要選擇哪種尿布比較好呢？

紙尿布對防止尿布疹的效果比布尿布來得好。

市面上紙尿布的種類很多，建議可選用輕薄、透氣性佳且有超級吸水高分子襯墊的紙尿布，因所含的高分子吸收體能吸住尿液，使尿布表面保持乾燥，與尿布接觸的皮膚當然也就不易潮溼。

雖強調超強吸收力，但尿布還是要勤換，一旦小孩大小便就要馬上換，以免小孩的屁股受到尿布上便便及尿尿細菌的感染。

換尿布時需要注意什麼事情呢？

幫寶寶換尿布一定要切記維持屁股的乾淨與乾燥後，才能再包尿布，不然容易引發溼疹甚至尿道發炎；若寶寶因便便要換尿布時，一定要將寶寶的屁股擦拭乾淨，最好用清水洗淨屁股並擦乾，溼紙巾最好少使用，因怕含螢光劑、香料等化學成分，可能會刺激皮膚。

至於冬天時可塗抹凡士林，減少尿布與皮膚摩擦的機會；夏天時宜選用不含滑石粉的痱子粉，但如果能不用就儘量不用。

Dr's suggestion

痱子

痱子是夏季常見的皮膚病，因溼熱，汗腺無法順利排出，導致汗腺孔角質層被汗液浸漬，汗液滲入周圍組織引起刺激反應，皮膚因而布滿如針頭般大小的紅色丘疹，搔癢刺痛、有灼熱感。通常長痱子只要減少出汗、穿著寬鬆且吸汗的衣物、擦抹痱子膏或痱子粉等就可痊癒。

脂漏性皮膚炎

（脂漏性溼疹）

什麼是脂漏性皮膚炎？形成的原因又是什麼？

脂漏性皮膚炎又稱脂漏性溼疹，是一種常見在臉上，看起來會油油的、紅紅的、並且會脫皮的一種皮膚炎。

目前認為最主要的原因是因為皮脂分泌不平衡，進而造成皮屑芽孢菌的增生，導致皮膚出現發紅、皮屑等溼疹症狀。至於發癢的症狀表現，則比其他類形溼疹要來的輕微，且因人而異。

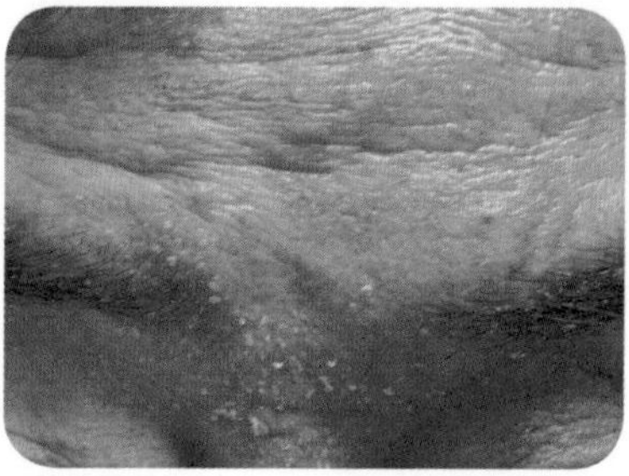

✚鼻翼的兩側、眉毛等臉部皮脂腺分泌旺盛的地方，容易出現脂漏性皮膚炎。

到底為什麼會造成體內皮脂的分泌不平衡呢？目前並未有十分清楚的研究分析，不過一般醫界認為和生活壓力有關，如壓力太大、容易失眠、精神狀況比較不好的人，就比較容易造成皮脂分泌的不平衡，進而罹患脂漏性皮膚炎。

也有研究顯示，季節因素（例如：乾冷的季節），以及曾經中風，或是罹患巴金森氏症、神經系統方面疾病者，都是誘發脂漏性皮膚炎的原因；因此就不難推斷，精神與心理上的因素會導致免疫機能欠佳，也會影響脂漏性皮膚炎的發生。

脂漏性皮膚炎易發生在身體哪些地方？

脂漏性皮膚炎好發於臉部皮脂腺分泌旺盛的地方，例如：鼻翼的兩側、眉毛、髮際線邊緣、耳朵後方，以及頭皮等等，在臨床上也曾經有過患者所罹患的部位在前胸口、胯下、乳房下側等處，不過這樣的例子比較少見。

發生在頭皮的脂漏性皮膚炎症狀，有些人會將其與一般的頭皮屑搞混，但其實若是脂漏性皮膚炎，多數患處頭皮會產生發紅，並伴隨著黃色、厚，甚至帶有油膩感的皮屑，和一般常見的白色、薄如雪花般的頭皮屑有著明顯的不同。

西醫如何治療脂漏性皮膚炎呢？

目前臨床上治療脂漏性皮膚炎的方法，大致可分為三種，如果在急性期，多半會開外用的類固

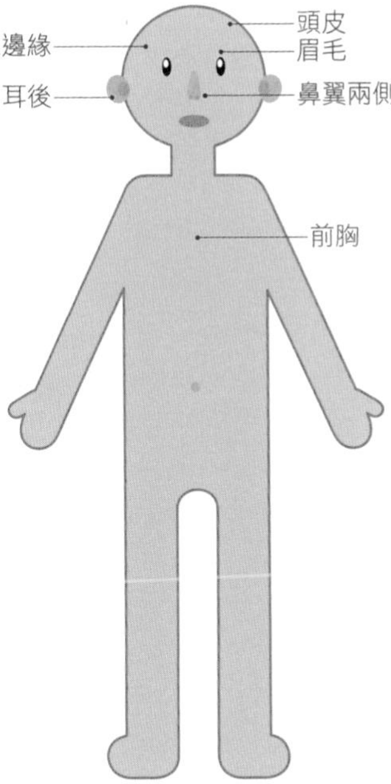

✚脂漏性皮膚炎好發部位圖。

醇藥膏擦抹於患處，若患部是在頭皮且頗為嚴重，則會開含有焦油成分的洗髮精（目前屬於處方用藥）。而如果只是輕微的症狀，大多數都只要塗抹非類固醇的抗發炎藥膏，即可迅速痊癒；至於症狀嚴重的患者，除了外用的類固醇藥膏之外，醫生也多半會開口服的抗黴菌藥，用來阻斷皮屑芽孢菌的增生。

乾癬、異位性皮膚炎、接觸性皮膚炎及癬等症狀，有時看起來都像是脂漏性皮膚炎，處理時要特別留意，以免延誤病情。

該如何避免罹患脂漏性皮膚炎？

想要避免罹患脂漏性皮膚炎，保持規律的日常生活作息是最有效也是最根本的方法，最好是能夠有適當的休閒活動，以適時的紓解生活、工作等各方面的壓力。

而如果是屬於油性肌膚者，最好能選用適合油性膚質使用的洗面乳，並注重臉部的清潔；在頭髮方面，則可選用專門的抗屑型洗髮精，作為日常保養之用。如此一來，從裡、外兼顧，可大大降低罹患脂漏性皮膚炎的機會，避免一再復發的可能性。

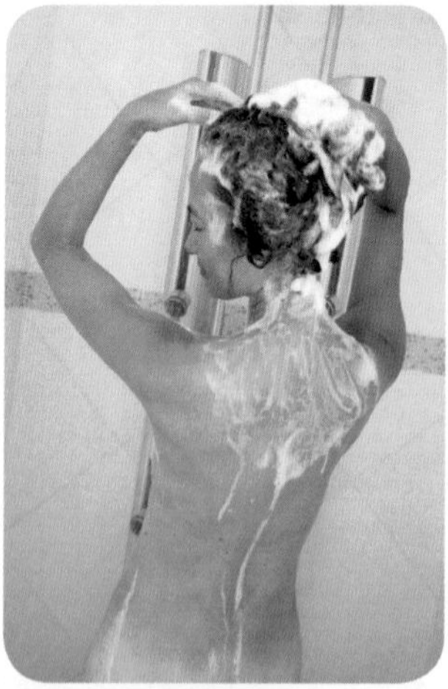

✚避免脂漏性皮膚炎，洗頭時最好選用抗屑型洗髮精。

錢幣型溼疹

為什麼叫錢幣型溼疹？

錢幣型溼疹又叫盤狀溼疹，是一種常常在冬天發生的一種溼疹，名稱主要是由於症狀的外觀，所呈現出來的一個個圓形、宛如錢幣般大小的形狀而來，和錢幣一點都沒有關係，所以別誤以為是因為接觸了骯髒的錢幣或是金屬，因而導致罹患了溼疹。

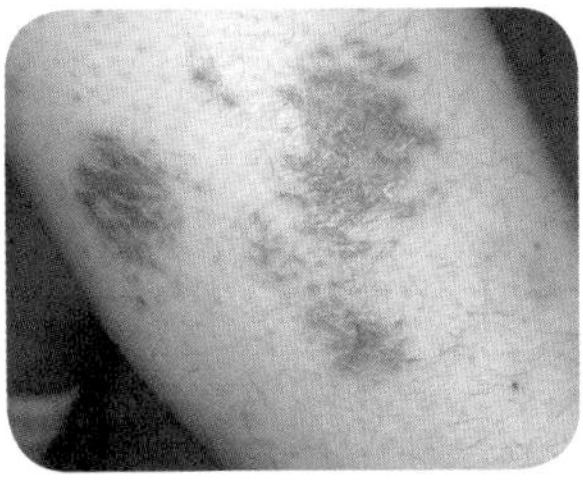

✚錢幣型溼疹因為患者發作時，患部形如錢幣大小而得名。

錢幣型溼疹都長在哪？

不同於異位性皮膚炎這種屬於全身性的溼疹，大多數罹患錢幣型溼疹的患者，都只表現在身體的局部，其中最常出現於小腿上，其次才是大腿，且僅有少數的患者會發生在手臂、軀幹等其他部位。

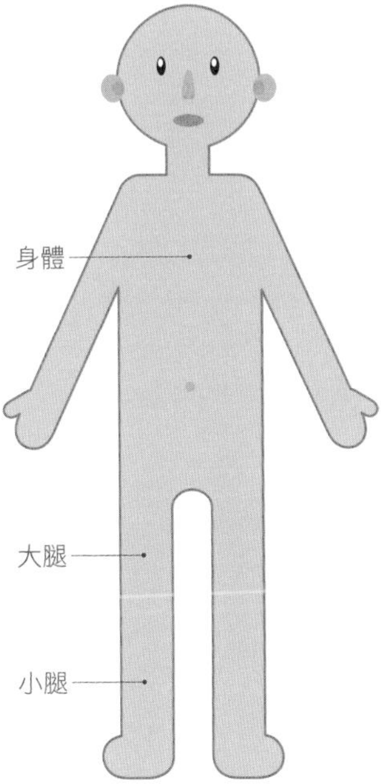

✚錢幣型溼疹好發部位圖。

引發錢幣型溼疹的原因是什麼呢？有什麼發病症狀？

為何會引起錢幣型溼疹，目前尚未有真正的定論，只知道可能與過敏體質，以及缺脂性溼疹（俗稱冬季癢）有相當大的關聯性。

若以臺灣的病例來看，以下有幾個情況是比較容易造成錢幣型溼疹的原因：

①皮膚對某些特定的細菌過敏。例如：有些人的體質可能會對金黃色葡萄球菌過敏。

②因腿部肌膚過於乾燥而導致。

③蚊蟲叮咬過的細微傷口，在經過手抓的刺激之後，可能也會轉變成為溼疹。

④據研究顯示，對金屬過敏，尤其是鎳，也可能是原因之一。

錢幣型溼疹的症狀有可能是單一出現，也有可能是連續幾個一起出現，而形成皮膚上的大片紅腫面積。

在症狀初期，範圍可能只有豆子般的大小，然後才逐漸擴散成1元或10元硬幣般的大小，有些甚至還會出水泡、脫皮，不過最難受的應該是大多數的患者在患部都會引發強烈癢的感覺，而讓人忍不住想要伸手抓一抓，但若不小心把疹子抓破了，還得小心避免引發細菌感染的可能性。

錢幣型溼疹通常很難治癒嗎？

急性期出現在下肢的錢幣性溼疹治療時間大多數兩週便會痊癒；而全身性的治療時間大約數週至2個月的時間，患部因為色素沉澱所變黑的皮膚，才會再逐漸回復原狀。然而，患者很容易在冬天的時候再度復發，復發原因與過敏體質、氣候乾燥及精神壓力等有關係。

日常生活可做哪些預防？

目前對錢幣型溼疹的真正起因並不十分了解，但若能針對一些常見的惡化因素做預防，也能儘量將病情控制住。比如任何肉眼可見或不可見的小傷口，都可能造成新的錢幣型溼疹，所以要記得保護好皮膚；若手是好發溼疹的部位，記得戴手套或是用替代工具來做事，免受化學物的刺激。

平時加強保溼的處理，洗完澡可擦一些潤膚乳液或凡士林；避免被環境中的蚊蟲叮咬，若有發癢感覺，最好趕快就醫塗抹適量藥膏，以免搔抓讓自己的「一塊錢」變成「十塊錢」這麼大。

錢幣型溼疹患者通常也合併皮膚乾燥，特別在冬天，因為環境溼度降低會使皮膚更為乾燥，所以，患者應和冬季癢的患者一樣，不要洗太燙的水、多用潤膚乳液來保溼；此外，避免負荷過大情緒壓力，也能避免溼疹上門或惡化。

缺脂性溼疹

冬季癢

缺脂性溼疹又叫冬季癢？

缺脂性溼疹好發於天氣比較寒冷乾燥的冬季，因此又稱為「冬季癢」，也就是所謂的冬季溼疹。其發生的原因為天氣寒冷使血管收縮，而引起汗腺及皮脂腺機能的下降，因為皮膚本身的油脂分泌不足，再加上外在環境比較乾燥的情況下，因而引起的皮膚發炎現象。

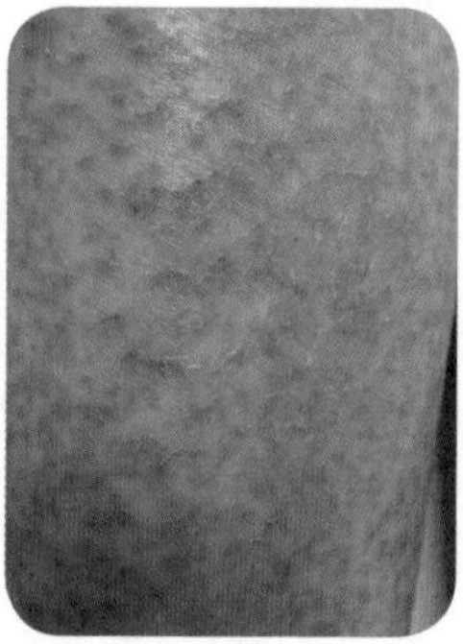

✚冬天氣候乾燥，皮膚油脂分泌不足，容易發癢、發炎。

哪些人容易有缺脂性溼疹？

基本上，每個人都可能因為環境的關係而罹患缺脂性溼疹，不過當中又以年紀較大者最容易產生這種症狀，這是因為老年人的肌膚通常會有皮脂分泌不足的問題，如果又遇上了氣溫急遽變冷就很容易引發溼疹的症狀產生。

另一個容易罹患的族群則是本身就屬於異位性體質的人，這類型的人多半皮膚角質的保水功能較差，因此也很容易因為乾燥而導致溼疹的發生。

此外，有些愛美的女性，因為習慣泡熱水澡，長期下來如果又沒有做好肌膚保溼的照護，也很容易引起缺脂性溼疹。

避免罹患缺脂性溼疹的日常保養之道

★洗澡時勿使用過熱的水，並採取淋浴的方式，以減低皮膚表層皮脂被洗去的機率。若一定要泡澡，水溫也不宜過熱，而且最好一週泡澡不要超過兩次。

★洗完澡將身體略為擦乾後，全身馬上塗抹乳液（或乳霜）、橄欖油或凡士林等保養品，如此才能真正的將水分鎖在皮膚裡，進而達到保溼的最佳效果。

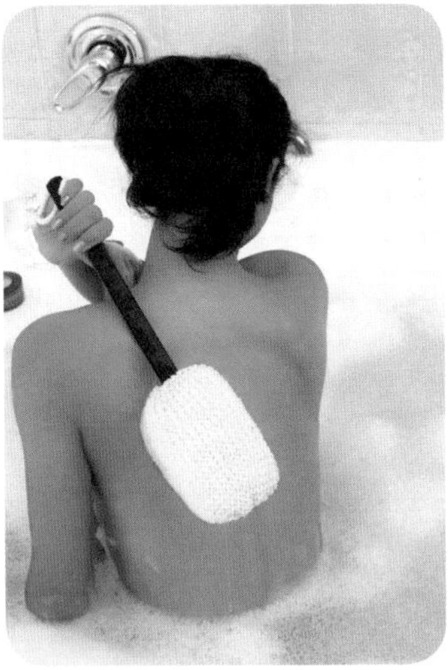

✚溼疹患者泡澡不宜太久，也要慎選沐浴用品。

★儘量使用滋潤型、不含皂的沐浴用品，而小腿等容易乾燥的部位，則僅以清水沖洗即可。

為什麼缺脂性溼疹容易發生在腿部？

缺脂性溼疹最容易發生在小腿前方，因為這部位是全身皮脂腺最少處，皮膚脂腺的分泌減少，使得皮膚最外層的保護膜功能變差，伴隨而來的皮膚水分蒸發量增加，表皮含水量降低，便容易導致皮膚過乾。

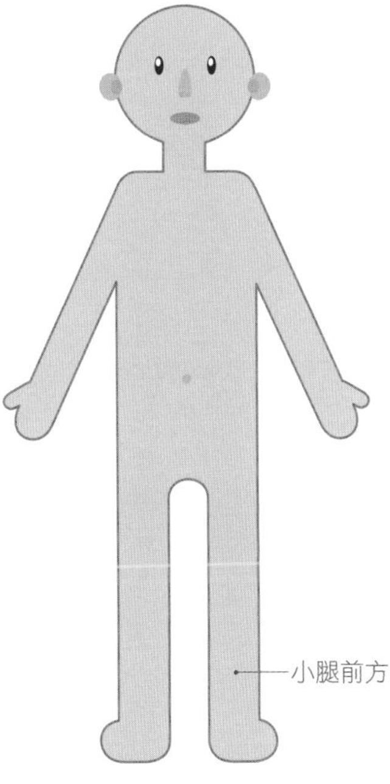

✚缺脂性溼疹好發部位圖。

不過也有發於全身的機率，而如果只發生在腿的局部且成錢幣狀，也可稱之為錢幣型溼疹，這兩種溼疹都有可能是因為冬季乾燥的氣候所引起。

罹患缺脂性溼疹需要擦藥嗎？

並非將保養品塗抹在皮膚上就有效，因為很多保養品中的主要成分、溼潤及鎖水分子過大，因此塗抹後未必能被皮膚所吸收。所以，較新的保養品訴求具有「微粒化滲透性基劑」者，由於其具有親脂性膜，吸收較傳統劑型好。

有敏感乾燥膚質的人，選用保養品時，除了使用含有玻尿酸、甘油、維生素B_5等親水性保溼成分的保溼凝膠之外，還要加上密封性較佳的乳霜，以達到鎖水效果，例如：凡士林、嬰兒油等成分。

如果有特殊異位性皮膚炎或魚鱗癬的患者，最好加上含有與皮脂膜或細胞間脂質類似成分的乳狀或霜狀保養品；當皮脂膜及細胞間脂質缺損處修補起來之後，皮膚的水分散失減少，外來物質的刺激減低，各種不適的症狀自然也會消失的。

如果已經出現溼疹、發炎狀態的皮膚，光用一般的保溼產品是無法改善搔癢、發紅等病灶，還是要請皮膚科醫師開立適合的藥物，配合低刺激性、具有修護舒緩，以及止癢作用的醫療輔助保溼乳劑或霜劑，才能使病灶狀態迅速改善。

通常罹患缺脂性溼疹患者，多半只會覺得患部奇癢無比，而忍不住用力搔癢，然而其實只要在平日的生活中，多注意肌膚的保溼與保養，平時則建議多擦乳液，洗澡時少用一點肥皂，避免身上油脂被沖刷走，就可改善了，因此大多數的患者並不太需要塗抹藥膏。

乳房溼疹

什麼是乳房溼疹？該怎麼判斷？

乳房溼疹顧名思義，就是發生在乳房部位（有時會出現在乳頭、乳暈等處）的皮膚，產生發炎的現象。

一般而言，乳房溼疹和發生在身體其他部位的溼疹症狀並無太大的差別。

不過要特別注意的是，如果發生在單側的乳房溼疹久治不癒，且乳頭有不正常的凹陷、乳暈增大、或者不正常的傷口或分泌物，這時就一定要請醫生做詳細診斷了，因為這很可能並不是普通的溼疹，而是罹患了一種名為「柏哲氏病」（Paget's disease）的乳房皮膚癌症。

和乳癌不同的是，這種癌症合併乳癌的比例相當高，透過乳房攝影或乳房超音波可能檢查不出有腫瘤，但因此很有可能會導致醫生的誤判，所以千

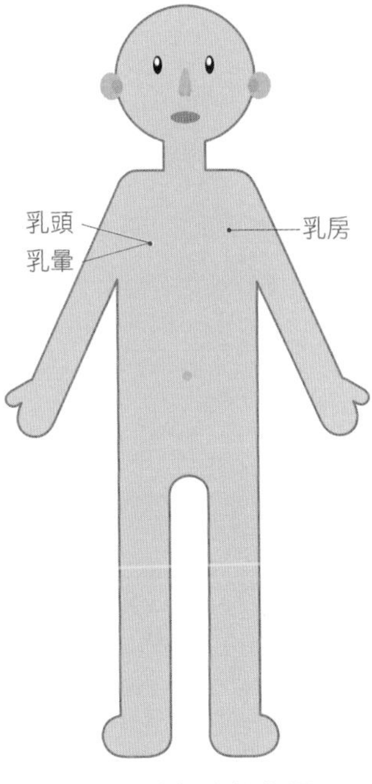

✚乳房溼疹好發部位圖。

萬不要太過於輕忽這些不同的症狀。

哪些人會得乳房溼疹？

大多數罹患乳房溼疹的病患都以女性為主，其中又以生產過後、正在哺乳的婦女較容易因為嬰兒的吸吮，或是因乳汁分泌旺盛等原因，而導致溼疹的產生。如果本身即屬異位性皮膚炎體質的患者，也可能因為內衣的材質或接觸而引發乳房溼疹。

另外，現在的女性為了美觀，常流行穿著以矽膠等材質製成的 Nu Bra，也有可能是造成乳房溼疹發生的原因。近幾年就曾陸續發現，有病患是因為長時間穿著不透氣材質的Nu Bra，導致乳房的皮膚發炎、起紅疹、發癢等症狀，而前來就醫的病例。

治療乳房溼疹要注意什麼？

患有乳房溼疹時應暫停哺乳，大多數的乳房溼疹病患在經過醫生診斷後，只要塗抹一般的溼疹藥膏，經過數週之後即可痊癒。但若是正在哺乳中的婦女朋友，就必須要特別小心了，除了要停止直接哺乳外，也要特別小心乳房的清潔，以避免細菌感染，進而引發乳腺發炎的併發症。

乳房溼疹的保養

罹患乳房溼疹的患者，應該儘量少用刺激性的清潔用品來清潔乳房，可改以溫水清潔即可，且清潔後記得要抹上乳液以保持肌膚的溼潤，同時也要減少對乳房的刺激。

Dr'suggestion

引發陰囊溼疹的原因與治療

發生於男性陰囊部位的溼疹，女性外陰部也可能發生，主要是由於此處悶熱、容易摩擦等因素所引起。不過根據臨床上的病例觀察發現，很多一再反覆復發的陰囊溼疹病患，其實大都是因為心理某些壓力或精神官能症等因素所造成，或因長期習慣性養成，老是覺得陰囊部位奇癢難耐，因而忍不住的抓癢，導致原本就脆弱的皮膚因長期搔抓而苔蘚化，反覆發作。

一旦患了陰囊溼疹，可別因為不好意思而拒絕就醫，反而自行到藥房購買成藥來塗抹，如此一來不但溼疹無法痊癒，還有可能因為用錯藥而傷害了該處的皮膚。陰囊溼疹除了以外用藥膏來塗抹之外，患者也應避免穿著較不透氣的牛仔褲、緊身褲等，而如果是嚴重的神經性皮膚炎抓搔引起的慢性頑固性溼疹，此時最好由皮膚科與心理科醫師一同會診，必要時還可開立抗憂鬱或鎮靜安眠之類的藥物來做治療。

鬱積性皮膚炎

什麼原因會造成鬱積性皮膚炎？

鬱積性皮膚炎又稱為「靜脈型皮膚炎」、「地心引力性溼疹」，罹患這種溼疹的主要原因是來自於病人本身的血液循環系統不良。

包括先天遺傳體質，後天工作性質常需久站、需走路、懷孕、糖尿病、心血管疾病等因素，使血液滯留在真皮層內而慢慢形成靜脈部位的積血，隨著時間的累積，逐漸形成皮膚缺氧的狀態，導致皮膚的表面顏色逐漸因為缺氧、積血，因而變成溼疹。

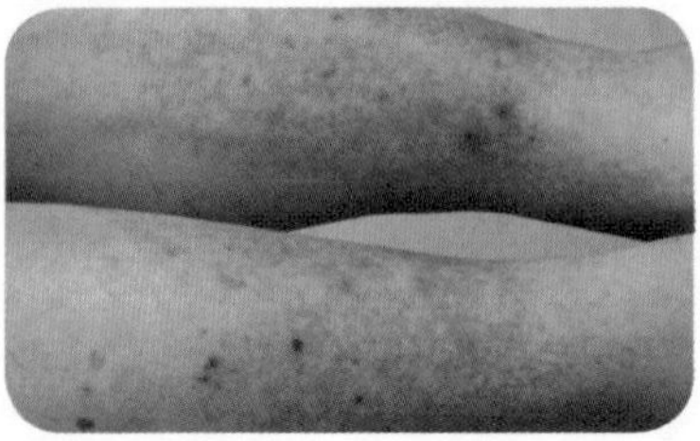

✚常發生在小腿，會有色澤暗沉、紅疹，嚴重時可能會有硬化現象，甚至產生傷口。

這種溼疹在嚴重時，甚至會出現看起來頗為嚇人的潰爛現象，一旦出現了潰爛，要想癒合就很難了，必須得花許多時間與心血來治療才可行。

鬱積性皮膚炎多發生在哪裡、有哪些特徵？

鬱積性皮膚炎多發生在腿上，最初的症狀是下肢靠近腳踝內側有水腫現象，因為靜脈曲張、血液回流，使得皮膚表面缺氧而產生溼疹。

由於下肢皮膚變厚、變硬，若不小心受傷，很容易導致潰瘍，皮膚色素也會沉澱變成有點黑黑的。另外，加上真皮及皮下組織嚴重的纖維化，有時小腿會形成倒立的保齡球瓶，也可能產生反覆的紅腫，讓人誤以為是蜂窩性組織炎。

除了好發於小腿之外，鬱積性皮膚炎有時也可能發生在雙腳的腳背上或腳踝附近。

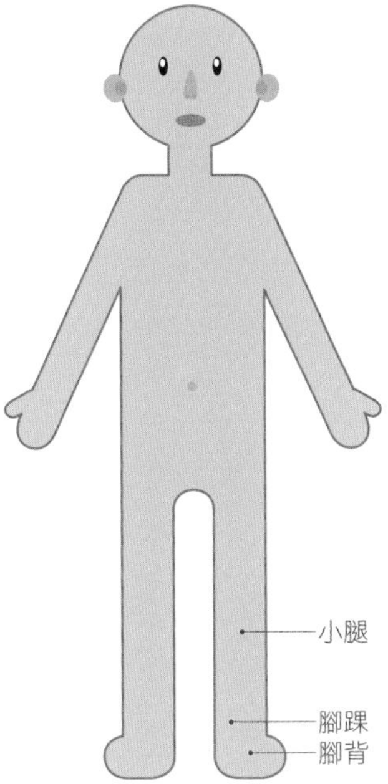

✚鬱積性皮膚炎好發部位圖。

哪些人是罹患鬱積性皮膚炎的高危險群？

像是一些專櫃小姐、護士等，需要長時間站立工作者，或是雙腿負擔較大的孕婦、曾因腿部骨折或開刀的患者、或者是本身有肝硬化與心臟擴大等疾病者，以上這幾種類型的人，通常雙腿的靜脈循環系統會較為不好，因而容易導致下肢靜脈發生曲張的現象，所以是屬於鬱積性皮膚炎的危險份子，必須要特別留意。

要如何治療鬱積性皮膚炎呢？

鬱積性皮膚炎初期在患部會有乾燥、紅疹、苔蘚等症狀，且和一般溼疹症狀差不多。此一時期的治療多半塗抹外用的類固醇藥膏即可。

但如果未能及時治療，那麼皮膚會因為真皮組織纖維化而變硬，使得皮下脂肪因為發炎而逐漸壞死，然後皮膚表面開始出現潰爛的症狀，有時還得擔心潰爛的部位會遭受感染，因此醫生多半會開立一些口服抗生素的處方，並在潰爛處貼上人工皮，以隔絕患部感染的可能性，加速潰爛處肌膚的癒合。

有其他根治的方法嗎？

想要避免罹患鬱積性皮膚炎，最根本的治療方式就是先解決靜脈曲張的問題，目前比較常見的治療方法是以雷射來燒掉曲張部位的靜脈，以避免積血的問題更加嚴重。

而如果你是屬於高危險族群，最好能在久站期間穿著彈性襪，如此將可讓雙腿（尤其是小腿部位）的血液循環提高，而在站立期間也別忘了偶爾做做伸展運動。

回家後記得要平躺，做抬腿的動作（腿部的位置高於心臟即可），一次大約抬個15分鐘，如果時間上許可，一天最好能做2～3次以上的抬腿動作，如此將可幫助小腿及足部的血液加速循環，而不至於累積在靜脈中導致靜脈曲張。

汗皰疹

「汗皰疹」是「皰疹」嗎？

如果光從名稱來看，可能有不少人會誤以為「汗皰疹」是屬於「皰疹」的一種，甚至認為其具有傳染力而感到害怕，其實並不然。

汗皰疹是屬於溼疹的一種，早期因為醫界認為發生的原因和汗腺的分泌狀況異常有關，因此命名為汗皰疹，不過更新研究已經證實，罹患汗皰疹的原因和此並無相關，但是因為已經習慣了這樣的名稱，所以便還是繼續沿用「汗皰疹」為這個病症的稱呼。

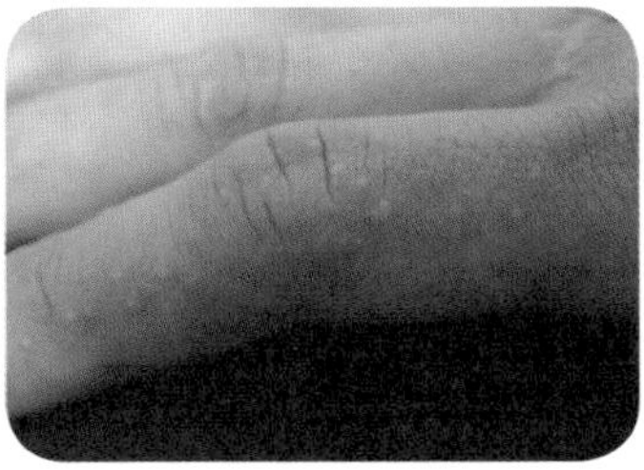

✚手汗皰疹是因汗腺的分泌狀況異常造成，有點像在手上長了一顆顆小水泡。

什麼樣的情況下容易得汗皰疹？

汗皰疹發生的真正原因，目前在醫學上尚無統一的定論，不過大概可歸類為三大因素：一是因為季節交替，尤其是在春夏時期；二是因為患者本身屬過敏體質，如：有過敏性鼻炎者，加上遠處有黴菌感染，產生一種特異水泡性反應；三是因為接觸了會導致過敏的物體，如鎳、銅等都是屬於易造成接觸過敏的金屬原。

除了以上三個原因外，有部分研究結果也顯示，汗皰疹的發生與否，與壓力和情緒也有關聯，壓力大、情緒不穩、失眠也都有可能引發汗皰疹。而且，不論是哪一種因素所引發的汗皰疹，其復發機率通常都相當高。

汗皰疹有什麼症狀？長在哪裡？

汗皰疹好發於手掌及手指側面、指端及腳掌的側面部位，其皮膚通常會形成一顆顆的小水泡，宛如西米露般，單一水泡約持續2～3週，然後水泡會慢慢變乾並破裂，而形成脫皮現象，在過程中，皮膚往往奇癢無比讓人難以忍受。

容易混淆的症狀

由於其經常發生於手、腳等部位，因此有時病患會自作聰明的以為自己罹患了香港腳、乾癬或富貴手，因而自行購買成藥藥膏塗抹，如此一來，不但沒有對症下藥，反而會使得症狀更為嚴重。

此外，還有一種因為黴菌感染而引起的「自我敏感性反應（Id. Reachion）」也容易與汗皰疹的症狀混淆。

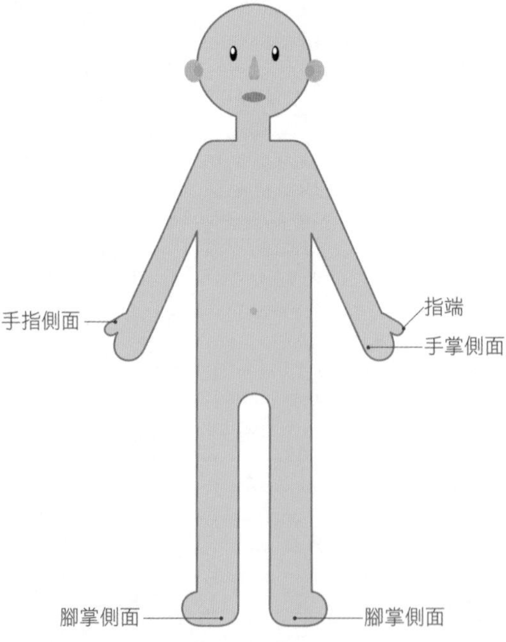

✚汗皰疹好發部位圖。

汗皰疹需要看醫生嗎？

大多數的汗皰疹症狀多半會在發生後的數週內自行慢慢痊癒，因此患者無須太過於緊張，醫師所開立的外用類固醇藥膏通常對嚴重的患者有效。

不過若是有合併黴菌感染（如香港腳），也會再給予黴菌的治療。

汗皰疹會季節性發作，也與個人體質、情緒壓力有關，有不少的患者每年夏季或在春、夏季節交替時都會發作，有的變成慢性，皮膚變厚、水泡變得更深層。

治療時要先排除繼發性的原因，比如工作環境常接觸易過敏性物質（如金屬製品、洗潔劑、化學藥劑等），有時須做貼布測試，才能找出過敏原並避免再度接觸。

合併有黴菌感染，比如香港腳的患者要同時治療香港腳，而若懷疑接觸性皮膚炎的患者，則須做貼布測試，找出過敏原並避免再度接觸。至於急性、原發型的汗皰疹可用外用藥膏搭配短期口服抗組織胺、口服類固醇藥膏來治療。

汗皰疹的日常保健法

除了塗抹藥物之外，汗皰疹病患本身也要特別留意手腳部位的保養：

①少碰具有刺激性的清潔劑，並儘量維持通風乾爽的狀態。

②洗手、洗腳後要記得擦上乳液，以防止手腳過度乾燥。

此外，儘量維持規律的生活作息，切勿熬夜，並有均衡的飲食習慣，也是避免汗皰疹復發的基本照顧。

富貴手

什麼是富貴手？

富貴手與汗皰疹一樣，屬於手部常見的溼疹，醫學上稱「主婦溼疹」及「進行性指掌角皮症」，是一種慢性刺激性皮膚炎，好發於冬天乾燥的季節。一旦罹患了富貴手，往往很難痊癒，且只要稍不注意，就容易反覆發作，症狀嚴重時，會讓病人覺得做起事來很不方便。

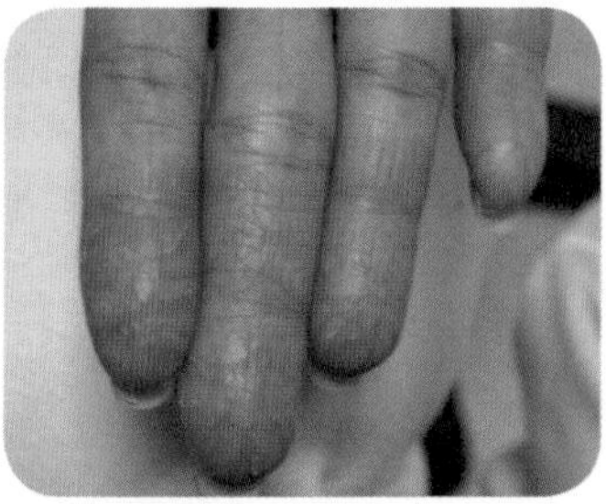

富貴手好發於冬天，龜裂疼痛、難治癒。

為什麼會得富貴手呢？

容易得富貴手的人體質比較特殊，手的皮膚很敏感，易乾燥、脫皮、受刺激；加上後天的原因，是由於手部接觸生活中的刺激性物質，如清潔劑、洗碗精、肥皂、漂白水、酒精等；這類物質本身具有去油性，容易破壞皮膚本身的油脂，造成乾燥現象，讓皮膚的抵抗力變弱。

不過並非只有化學性的物質才有可能引起富貴手的症狀，一些天然的食物，如蔥、蒜等辛香料，或是柑橘類水果的刺激等，也都有可能引發症狀。

富貴手有哪些症狀及併發症？

主婦溼疹又名「缺脂性手部溼疹」、「耗損性溼疹」，患者的手在接觸了會導致過敏的外在物質刺激之後，手指的第一指節處會產生乾燥脫皮、發癢的症狀，而手掌面會有皮膚乾燥、龜裂的現象，通常很少有水泡或出血的情況，尤其在慣用手的那隻手會比較嚴重。

進行性指掌角皮症又叫「指尖溼疹」、「指腹炎」，患者的指頭呈現乾硬與裂縫，嚴重時還可能會造成傷口龜裂、出血、指紋消失等症狀。

有些長期罹患富貴手的患者，甚至在經年累月下來，還會影響到指甲，而導致指甲變形，甚至產生甲溝炎、灰指甲等併發症。

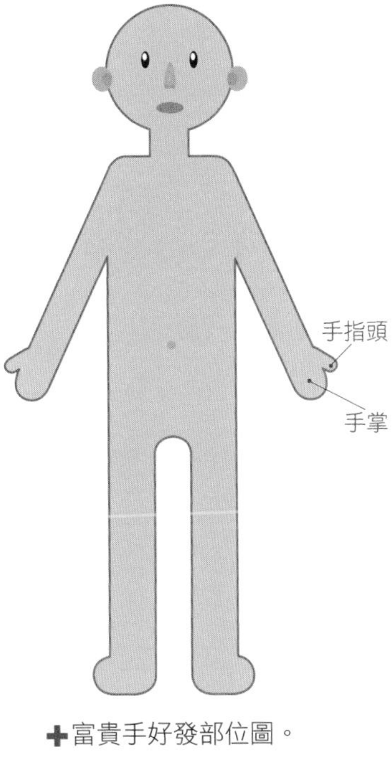

✚富貴手好發部位圖。

Dr'suggestion

手癬不是富貴手

「手癬」常被誤為是富貴手，其實手癬跟香港腳一樣，都是受黴菌感染的皮膚病，常與香港腳合併發生，俗稱「香港手」，常常單側（只有一隻手）發生，以整隻手掌脫皮為主要表現。

治療富貴手一定要擦類固醇嗎？

治療富貴手的方法，最常用的就是使用含類固醇成分的外用藥膏，一般只要每日定時塗抹，約2個星期內即可痊癒。而日後則要靠保養乳液，多帶手套，不要接觸太多水、清潔劑及各種刺激性物品或過敏原來減少復發率。

類固醇與非類固醇的使用

西醫常用抗組織胺、類固醇等藥物治療皮膚病；類固醇通過抑制身體的炎性反應來降低溼疹的發生，不同的類固醇具有不同的作用強度，但只能短期治標，不能治本，由於弊多於利，所以每次使用應限於數天之內，等病情控制後逐漸減量，乃至停用，避免長期使用後的副作用。

至於非類固醇藥膏，效果較慢，可在發病部位局部使用；如果溼疹合併細菌感染，可能需要服用抗生素。

類固醇的使用：類固醇是醫學界中的一種常用藥，可以採口服、外用，以及打針三種方式。在溼疹的治療上，最常見的就是外用藥膏，而對於一些慢性溼疹或全身性溼疹的患者，有時候醫生也會採取口服，或者注射的方式（注射於患部或皮下組織、血管），以達到比較快速的治療效果。

長期口服類固醇可能引起水牛肩、月亮臉、變胖、骨質疏鬆等副作用，而如果是皮膚長期塗抹類固醇藥膏，則會有皮膚顏色變淡、皮膚變薄、血管擴張、易長毛髮等副作用，所以無論是哪一種方式來使用類固醇，若需長期使用，都得謹慎小心。

至於到底使用多久稱之為長期呢？這除了要考慮到使用時間之外，也要衡量使用的頻率，再加上每個人的體質不同，因此就會因人而異，所以最好能經過醫生診斷再使用，並加以追蹤觀察，千萬不要隨便到藥房自行購買藥膏來使用。

然而，也不要因為害怕類固醇所帶來的副作用，而拒絕使用它，畢竟類固醇在治療溼疹上還是有其一定的療效，況且，大多數的溼疹患者都只需要短期治療即可痊癒，因此無須太過於擔心。

類固醇之所以會有這麼好的藥效，原因在於類固醇能在穿透細胞膜後和細胞質上的受器結合，且結合體又會和去氧核糖核酸（DNA）相互作用，製造出具有消炎、抗代謝、抑制免疫、抗抑細胞分裂等作用的蛋白質。

非類固醇藥膏的使用祕訣：非類固醇藥膏又叫做外用免疫調節劑，有普特皮（Protopic）及醫立妥（Elidel）兩種，這種藥需要醫師處方籤，有些人用這種藥膏會有灼熱感，不過會隨著時間緩解；另外，這類藥膏藥性較慢，嚴重的病例，可能會效果不佳。

非類固醇性藥膏適合輕度至中度的患者做短期或長期使用，可塗於身體各部分，減輕患部的不適，避免病人對患部搔抓。塗抹前要先把藥膏塗在比較嚴重的部位，等皮膚適應藥性後，再均勻抹開；每次只要塗抹薄薄一層即可，不要為了求速效而塗抹過量，導致皮膚過度被刺激，反而引起發炎。

有沒有除了擦藥以外的治療法？

想要徹底根治富貴手，除了外用藥，最重要的就是日常生活中的預防，例如：在接觸水、清潔劑等具有刺激性的物質，或從事家事等活動時，可以戴上手套，而且最好是先戴上一層棉質手套後，再戴上乳膠手套（因為有些病患對乳膠也會產生過敏），內層可吸水，外層阻隔。

當然洗手時最好能用冷水或溫水，切忌使用過熱的水，至於洗手乳或肥皂等則是愈溫和愈好，且每次洗手後，記得要塗抹上凡士林或護手霜，讓雙手的皮膚能得到適當的滋潤與保護。當然購買護手霜時，其成分也需留意。

塗抹護手霜要注意些什麼？

①首先洗完手擦乾後馬上塗抹護手霜，趁皮膚還含有水分時趕緊把保養品塗在上面，可有效鎖住水分，發揮保養品的最大效益。

②如果冬季要抹護手霜時發現手部很乾燥，也可將手先浸泡一下水，然後擦乾再塗護手霜。

③護手霜可選一些油質類的，如凡士林或是比較滋潤且油的乳液。

④塗抹時的用量不宜太多，以免太過油膩，效果打折；隨季節、溼度增減擦的次數，特別乾燥時一天可以擦五至十次。

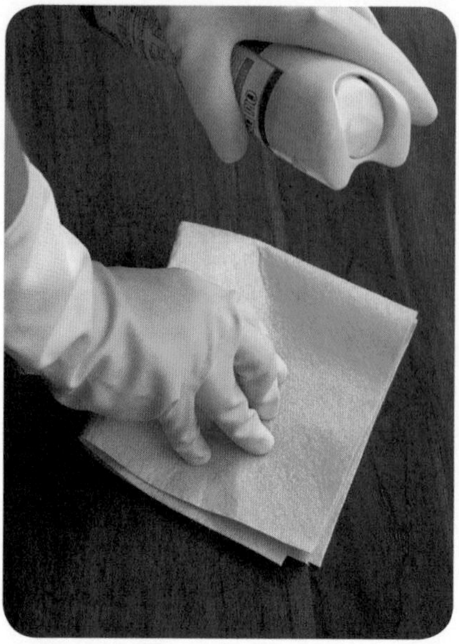

✚日常生活中，免不了要接觸水、清潔劑等刺激物，最好戴手套，以避免富貴手再犯。

為什麼秋冬富貴手會惡化呢？

秋冬時，溫度與溼度皆低，皮膚缺乏油脂與水分，膚質偏向乾燥的狀況，而富貴手的大敵就是皮膚乾燥，當皮膚過於乾燥時，患有富貴手的症狀就會更加嚴重。所以一到秋冬要勤擦護手霜，並要避免皮膚破皮，充分做好保護手的功夫。

日光性接觸性皮膚炎

為什麼會得日光性接觸性皮膚炎呢？

日光性接觸性皮膚炎好發在春夏之際，由於從厚重冬衣換成清涼短袖衣物，讓久未曝光的皮膚，突然接受大量紫外線照射，因此皮膚容易產生過敏反應。

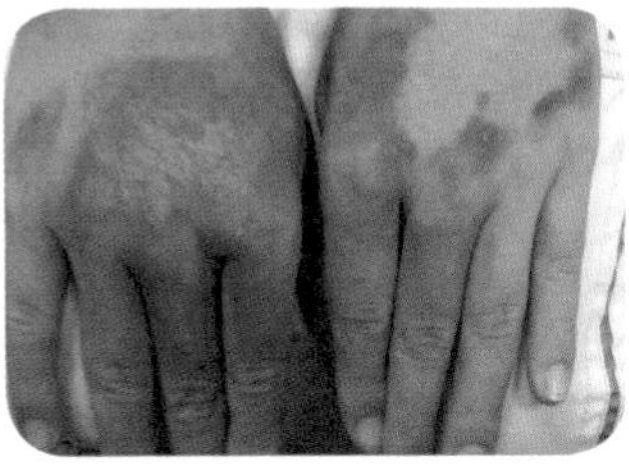

✚一名體質上對陽光的紫外線過敏的患者，擠了檸檬後未洗淨就去曬太陽，誘發日光性接觸性皮膚炎。

日光性接觸性皮膚炎患者，由於體質上對陽光的紫外線過敏，一般可分急性或慢性反應。急性反應一經曝曬，皮膚會出現類似溼疹般的點狀紅疹、小丘疹及水泡；而慢性大部分是在陽光照射部位出現灰白色糠狀落屑的圓形斑，亦有一部分是形成豌豆大小的小結癤。

怎麼知道自己得日光性接觸性皮膚炎？

可以視陽光的強度來看，如果於日光下曝曬的15分鐘內，沒有被衣物遮蔽的皮膚有發癢，出現丘疹、紅斑，嚴重者還會脫皮、冒水泡，且發生部位多半在手臂外側、胸口、後頸部，臉部則以兩頰、鼻子、下巴等凸出部位時，就有可能是日光性接觸性皮膚炎的患者。

搔癢是第一徵兆，通常只要不繼續曝曬，症狀便可以緩解；但若癢的無法控制，最好趕快就醫治療，否則把水泡抓破，可能引起細菌感染，成為慢性溼疹。

二 日光性接觸性皮膚炎怎麼治療？

罹患日光性接觸性皮膚炎的原因就是個人體質，一曬太陽就發作，目前只能控制、無法根治。因此，要預防日光性接觸性皮膚炎，患者只能儘量減少在陽光下曝曬的機會。至於已經發作時，治療上可用口服抗組織胺藥物，或是合併局部外用類固醇、痱子膏、紫外線療法等。

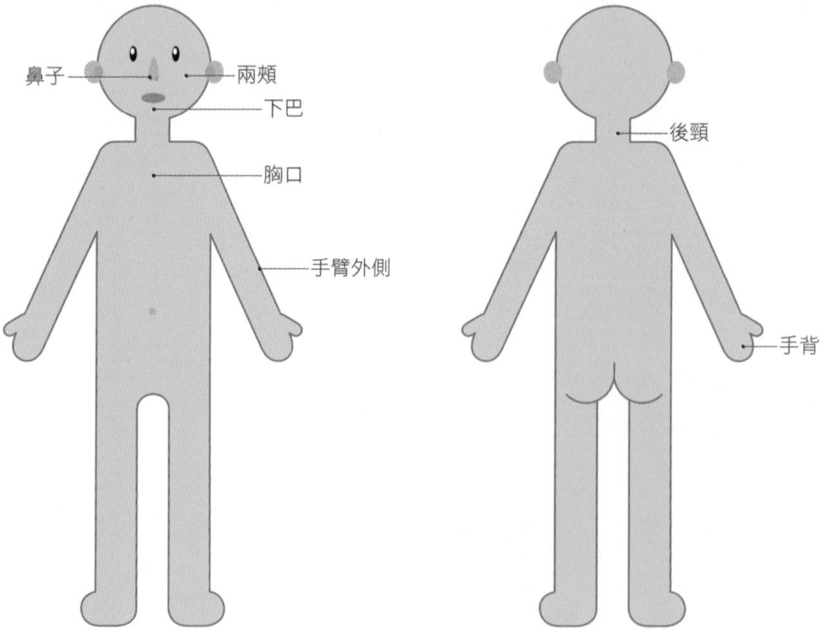

✚日光性接觸性皮膚炎好發部位圖。

比較實用的預防方法

①如果要曬太陽的話，最好不要超過15分鐘，而且儘量不在上午10點到下午3點曬到太陽，因此時的紫外線最強。

②要做好遮陽、防曬的準備，如撐遮陽傘、戴帽子、穿長袖衣及塗抹防曬用品。

③走在陽光下的話，記得要多喝水，別讓皮膚脫水。

④有光過敏體質者忌食光感性蔬果，因其會誘發日光性接觸性皮膚炎的發生，也要避免外擦於皮膚上。

所謂光感性蔬果是當日光照射蔬果後，使蔬果內含有夫喃香豆素和補骨脂素等轉化為帶光物質，當人體吃進這些蔬果，經過代謝吸收，會形成光毒物質。人體中存有光毒物質，再經過陽光照射與個人體質共同起作用，便會引發日光性接觸性皮膚炎。

光感性蔬果有：蘿蔔葉、番茄、莧菜、茄子、馬鈴薯、黃瓜、萵苣、油菜、芥菜、菠菜、香菜、芹菜、蘑菇、木耳、檸檬、柑橘等。

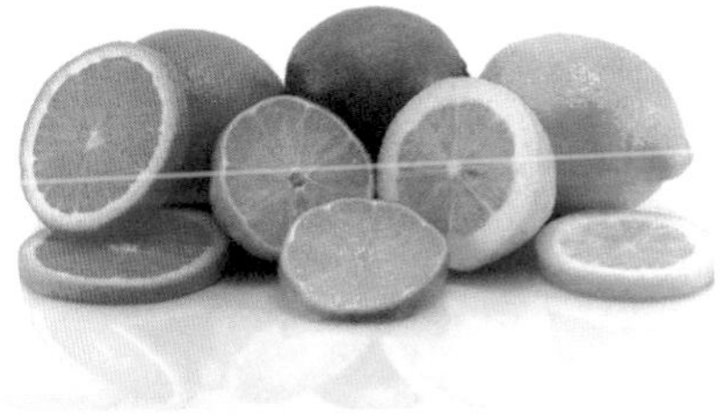

✚檸檬、柑橘類屬光感性水果，食用後要避免接觸陽光的照射。

Dr'suggestion

曬傷

曬傷跟日光性接觸性皮膚炎都屬於日曬造成的皮膚炎，兩者最大的不同是：曬傷是日曬過量；而日光性接觸性皮膚炎則是個人體質對陽光過敏。曬傷基本上是紫外線引起的紅斑，症狀多於曬後6小時發生，輕微者皮膚出現輕度浮腫、潮紅、有灼熱感及微微的觸痛感；重者則有明顯的紅腫及水泡，而且灼熱疼痛難以忍受；更嚴重者會發生發燒、電解質失調、白血球升高的現象，如果水泡破裂，可能產生細菌感染的情況；3～5日後紅腫會逐漸消退而開始脫皮，有時會留下色素沉澱，如果沒有併發症便不會留下疤痕。

股癬

「癬」和「溼疹」有什麼分別？

因為皮膚表面受到黴菌的感染就稱之為「癬」，其症狀與溼疹類似，會出現脫皮、泛紅的現象，有時也會伴隨著發癢的感覺。

不過與溼疹最大的不同之處就在於：「癬」的症狀大部分都是乾性的，呈現環狀，環內部色澤較不暗沉，環外圈發紅、脫屑，偶爾因為搔抓會有水泡、組織液滲出等類似溼疹的病症發生。常見的癬有「股癬」和「足癬」兩種。

什麼是股癬？

股癬發生的部位在胯下，即鼠蹊部受黴菌感染，不過股癬也常會侵犯到陰毛部位及臀部、甚至腹部皮膚。

此外，有不少人會誤以為「胯下癢」就是股癬，其實「胯下癢」並不一定就是黴菌所感染的股癬，也有可能是罹患了溼疹。

因此若是覺得該處皮

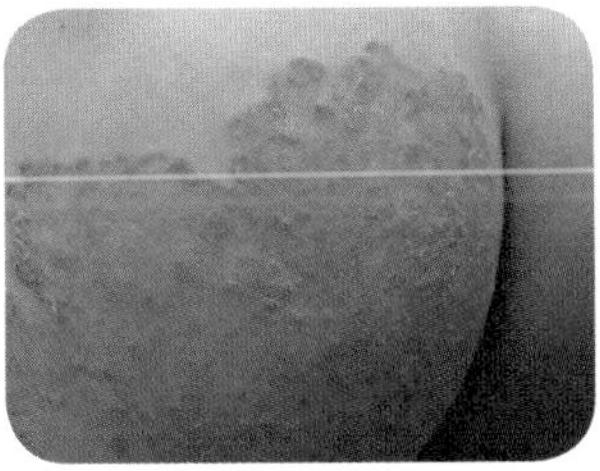

✚股癬俗稱「胯下癢」，主要是受到黴菌的感染所誘發。

膚有異狀時，最好還是要去看醫生，並由醫生診斷且開立正確的處方藥，千萬不要自行去藥局買藥隨便塗抹，否則很可能會小病因此變成大病！

臨床上常有病患罹患了股癬，卻自以為是溼疹，因而自作聰明的去藥房買了含有類固醇成分的溼疹藥膏自行塗抹，一開始雖然有比較好，但過了一陣子後，皮膚的發癢、脫皮現象卻更為嚴重，最後只好向醫生求助，於是才知道原來自己罹患的是股癬。

這種經由黴菌感染的癬如果塗抹類固醇藥膏，雖然短期內看似有效，但實際上卻反而容易造成皮膚的厚度變薄，進而導致更容易受到黴菌的侵襲，狀況也會更為嚴重，甚至還可能會逐漸擴大到大腿及臀部等處。

為什麼會得到股癬？要如何治療呢？

股癬通常好發於男性，因為對男性而言，尤其是那些喜歡穿著緊身褲的男性，因為其胯下成為一個潮溼高溫的環境，若在衛生方面又不注意，一不小心就有可能引起黴菌的感染，而且反覆發作的比例也相當高。

股癬在各種癬類中算是很好治療的，初期只要塗抹任何外用黴菌藥就可治癒，萬一錯失治療時機，導致黴菌性毛囊炎，則需改用長期口服療法。

足癬

香港腳

什麼是足癬？

足癬俗稱「香港腳」，是一種被黴菌感染腳部所造成的皮膚病，發生的原因是因為腳部長期處於高溫潮溼的環境，進而引起黴菌感染的一種疾病。

由於臺灣的氣候本來就比較潮溼悶熱，因此足癬就成了台灣不分男女最常見的皮膚病之一，甚至許多人還長期為它所困擾。

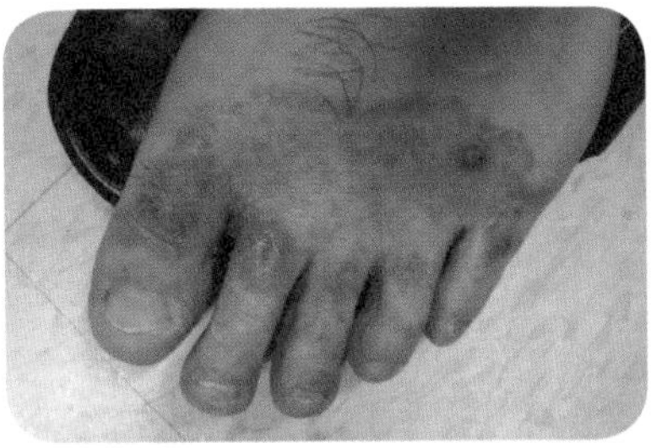

✚足癬就是香港腳，需要耐心塗藥治療，復發機率相當高。

香港腳是由絲狀菌的皮癬菌（Dermatophyte）所造成，屬於腳發症的皮膚病。

皮癬菌原是棲息在土囊中，農業時代，農夫赤足在田埂上所感染的為親土性（geophilic）或親動物性（zoophilic）的皮癬菌，症狀多為明顯的水泡型，也會有紅腫反應，較易發現與治療；然而隨著生活型態的改變，親土性或親動物性的皮癬菌演變成親人性（anthrophilic）的感染，症狀多以角化為主，進展緩慢，往往容易被忽略，也較常波及趾甲。

香港腳有什麼症狀呢？

香港腳的症狀是多樣性的，跟長的部位、菌種及個人反應不同有關。大致可分三種：

趾間型香港腳：最初常從第四趾縫開始長水泡、發癢，如果水泡破裂，薄皮翻過來，積存的血液會流出，造成趾間潮溼、糜爛。

小水泡型香港腳：症狀跟趾間型香港腳相類似，但會蔓延到腳底心、腳的側面與趾腹，小水泡會變大，水泡破皮後長膿，痊癒後會形成結痂。

角化型香港腳：只見腳跟毫無感覺的角化（角質層變厚變硬），然後脫皮，產生疼痛龜裂，這時藥物難滲入，治癒率也困難。

此外，嚴重香港腳還會造成紅腫疼痛不能走路的蜂窩性組織炎等併發症，有時會誘發遠處汗皰疹的惡化（或稱id反應），在手部產生會癢的水泡。

香港腳很難治好嗎？

要徹底根治足癬，並不是一件很容易的事，除了病患本身要有足夠的耐心，每天定期塗抹醫生所開立的藥膏外，嚴重者還需要搭配口服抗黴菌藥物來治療。

此外，還需隨時保持足部的乾爽，如此一來，也需要經過1～2個月的治療時間，才可能治癒；而且就算痊癒了，也不可掉以輕心，因為一旦讓雙腳又再處於高溫潮溼的環境中，則很可能又會引起足癬的復發。

為什麼會被傳染到香港腳呢？該如何預防？

皮癬菌因長在皮膚最外面的角質層，這些帶菌的皮膚掉落的地方，都有可能傳染給別人，例如：家中的浴室、共用鞋子、當兵合穿的襪子、游泳池等，都是高傳染率的地方。

要預防香港腳及復發請做到下列幾點

★保持足部乾燥、涼爽。

★選擇天然材質且通風的鞋子。

★穿可吸汗的棉襪。

★不穿他人的鞋、襪。

★避免在公共空間赤腳走路。

★每天使用抗菌藥粉。

★家族成員一起治療，襪子分開洗。

★勤擦藥直倒皮膚完全正常，擦藥時儘量赤腳或穿夾腳類拖鞋。

腳癢就是得到香港腳嗎？

或許是因為電視上那首朗朗上口的廣告歌曲「香港腳！香港腳！癢又癢……」的關係，幾乎所有的人都以為「癢」就是足癬的主要症狀之一，其實並不然；因為不是所有的病患都會有癢的感覺，有些病患因腳癢的難受，就以為自己罹患了足癬，但到了醫院看診才知道原來罹患的是汗皰疹而不是足癬。

也正因為如此，有些人的腳雖然出現了足癬脫皮的症狀，但是卻不覺得癢，因此也就不知道自己罹患了足癬，錯失了治療的最佳時機。

為什麼得香港腳也常會得灰指甲呢？該如何治療？

灰指甲的學名是「甲癬」，又叫「臭甲」，常伴隨香港腳而來，是由皮癬菌感染，造成指甲末端開始變混濁、變灰、變黃且失去光澤，指甲下變厚，然後慢慢向後廓方蔓延，以致整片指甲變形及脆弱。

對一般人而言，灰指甲只是難看，不一定需要治療，但是增厚變形的指甲不只會壓迫甲床，造成疼痛，也會誘發指甲周圍肉芽的增生，影響走路；甚至還可能造成全身感染黴菌，以及慢性蕁麻疹等疾病。

治療灰指甲以口服抗菌黴藥為主，目前已有新的口服藥，服用6～12週後，治癒率大概有七成，且停藥後的復發率也較低；副作用方面，約有百分之二至百分之三的人會有輕微肝功能指數上升的跡象。

若擔心副作用的話，可選擇抗菌指甲油，每週塗抹1～2次，但需長期治療，而且外用藥只適合感染面積在二分之一至三分之一之內輕微症狀的灰指甲。

此外，也有透過將感染嚴重變型的部分以手術去除的治療法，但因會傷及部分甲床，目前比較少採用。

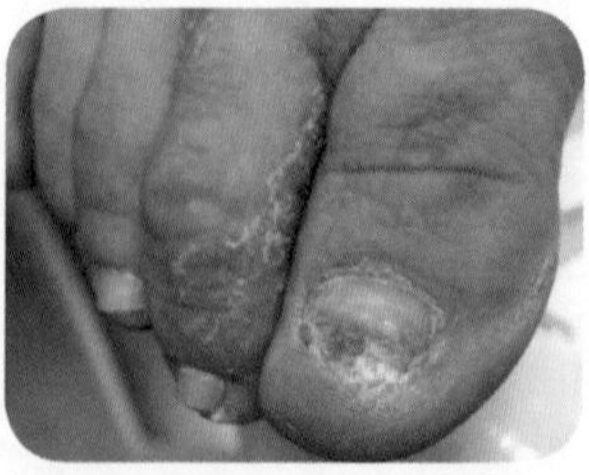

✚灰趾甲呈現趾甲變厚、變白、變黃，並有粉屑在灰趾甲與甲床之間。

乾癬

牛皮癬

「乾癬」和「癬」有不一樣嗎？

有一種名為「乾癬」的皮膚病，又和一般所稱的癬有所不同，因為乾癬並不是由黴菌所感染，而是一種慢性體質的皮膚病，一般又稱為「銀屑病」或是「牛皮癬」。最明顯的特徵是皮膚產生紅色或銀白色厚屑斑塊，常發生在手肘、膝蓋、小腿、頭皮、腰背部等處。因為T細胞分泌的細胞激素異常，使皮膚細胞代謝過快，是正常的十餘倍，因此產生大量銀白色的皮屑，嚴重時還會導致全身紅皮及產生膿皰。

乾癬有什麼症狀？通常發作在哪些地方呢？

最常見的乾癬是患者身上出現大小不一、突出皮膚的厚重斑塊，尤其在頭皮、手肘、膝蓋、小腿與後腰是好發部位，如果是免疫系統引發的乾癬，還會有合併關節發炎的現象。

另一種全身發紅脫皮的「紅皮性乾癬」，則不會像一般乾癬產生銀白色的厚皮；還有「膿皰性乾癬」就是會產生膿皰，嚴重時還會伴隨發燒症狀。

如果乾癬發生在指甲，則會讓指甲凹陷、變色、變厚，甚至脫離皮膚，與灰指甲很相像；而腳底有乾癬的話，有時會發炎、疼痛現象。

為什麼會得到乾癬？

乾癬是一種免疫機能異常的疾病，發生的原因雖仍不清楚，但經長期的研究證實，與基因脫不了關係；除了遺傳外，壓力、精神過度緊張與身體過度疲勞，或是外在的因素，如上呼吸道感染、扁桃腺炎、維生素缺乏、食用刺激性食物、藥物、外傷等刺激下，都會誘發發病的徵兆。

乾癬要如何治療呢？

乾癬的治療可分外用、口服及光照療法。

外用藥膏

輕微者多以類固醇軟膏來治療，使用上要特別小心，絕對要遵照醫師所囑咐的用量，不過因長期

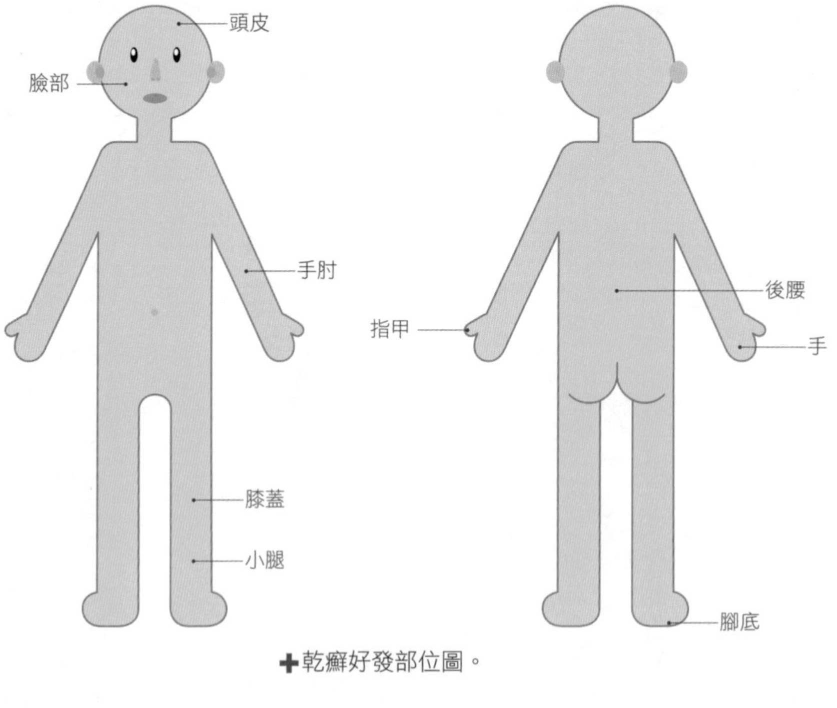

✚乾癬好發部位圖。

使用類固醇藥品會讓皮膚變薄及產生免疫抑制、感染等副作用，因此目前外用維生素D及維生素A酸的使用漸漸普及；另臉部、生殖器與皮膚皺摺處的乾癬，以外用免疫調節劑最有效。

口服藥物

口服部分，如低劑量抗癌藥、免疫抑制劑及維生素A酸則是疾病範圍大或病情不穩定下，醫師會開立的服用藥物。

光照療法

另外，光照療法是利用日光中特殊波段的紫外線藉以調節皮膚免疫功能，抑制表皮增生，療效較為持久，而治療期每週需2～3次，患者可考慮到有提供光照療法的醫院接受治療。

近年來還有皮下注射生物製劑問世，在美國及國內均已通過衛生署核准可以使用在乾癬及乾癬性關節炎病人身上，對嚴重乾癬病人及合併關節炎病人提供一種治療的選擇。但是因為費用昂貴，健保只給付嚴重且對紫外光及傳統口服藥物無效的乾癬患者。

日常有其他預防乾癬的方法嗎？

①避免精神負擔過重、壓力過大，學習放鬆心情，養成運動習慣或放鬆練習，每天15分鐘，每週要運動4～5天，藉以舒壓，讓情緒愉快。

②居家環境要保持清潔、乾燥，避免潮溼、寒冷等。

③可自行做太陽浴，日照發炎皮膚，但要小心曬傷，並做好其他部位的防曬工作。

③食用高蛋白與低脂飲食，並經常攝取富含維生素的食物，例如：小白菜、苦瓜、胡蘿蔔、莧菜、油菜、南瓜、大豆、苜蓿芽、蘋果、山楂，還有動物內臟、魚類等。

⑤飲食清淡、少油膩，禁食刺激性食物，如

酒、濃茶、蔥、蒜、薑等。

乾癬部位照護守則

頭部：避免搔抓、保持耳後乾燥、不要用力梳頭或拉扯頭髮、使用吹風機吹頭要離頭30公分、最好留短髮。

臉部：適度日曬、洗臉後輕擦乾、使用電動刮鬍刀以免刮傷皮膚、冬天時要維護皮膚的保溼程度、避免通風不良及多灰塵的環境、不要摳除皮屑、雙手不乾淨時勿觸摸臉部。

手部：手背要注意防曬、避免非必要的磨擦、使用護手膏滋潤雙手、做家事時要內套棉手套外套塑膠手套、天冷時避免讓手凍傷、洗完手要確實擦乾。

指甲：指甲時常修剪保持清潔、洗完手要確實擦乾每根手指、小心甲皮受傷、擦完藥要拭去多餘藥膏、留意是否伴隨甲廓發炎。

身體（皺摺處）：穿著寬鬆且吸汗的棉質衣物、洗完澡確實擦乾皮膚、避免肥胖造成磨擦或壓迫皮膚、注意生殖器與肛門的清潔衛生。

足部：保持趾間清潔及乾燥、穿著吸汗透氣及鞋底柔軟的鞋子、穿著吸汗的棉襪、不做慢跑運動、避免肥胖或常站立以免形成乾癬。

聽說多吃魚油可以治療乾癬是真的嗎？

青花魚、鮭魚的魚油富含二十五碳五稀酸（EPA），可以減輕發炎與搔癢，對乾癬的防治有不錯的效果；但是每天必需吃進約1公斤的魚肉才能攝取足夠的EPA，所以可考慮服用魚油膠囊補充不足的量。

蜂窩性組織炎

蜂窩性組織炎算不算是溼疹呢？

蜂窩性組織炎其實是一種皮膚表面的傷口，因遭受細菌（主要以鏈球菌、金黃色葡萄球菌為最多）侵入感染的病症，但也可能是身體其他部位的細菌感染，和溼疹的病症一點都沒有關聯性，但是在初期症狀的表現上，同樣都有著皮膚發紅、腫脹、發熱的症狀，因此剛開始有時候會被誤認為溼疹。

不過蜂窩性組織炎和溼疹最大也最明顯的不同之處，就是蜂窩性組織炎在患部會有很明顯的疼痛感，且若不予理會的話，這種疼痛感會在幾天內不停的擴大，而且一旦細菌進入到血液中，就有可能引起敗血症，嚴重者甚至還可能造成死亡。

會引起細菌感染的傷口有時可能只是非常細小的傷口，就曾有患者是因為罹患了香港腳，而腳上有因為脫皮所造成的細小傷口，再加上不慎引起細菌感染，導致了蜂窩性組織炎，還好患者因為疼痛而即時就醫，才未引起更嚴重的後果。

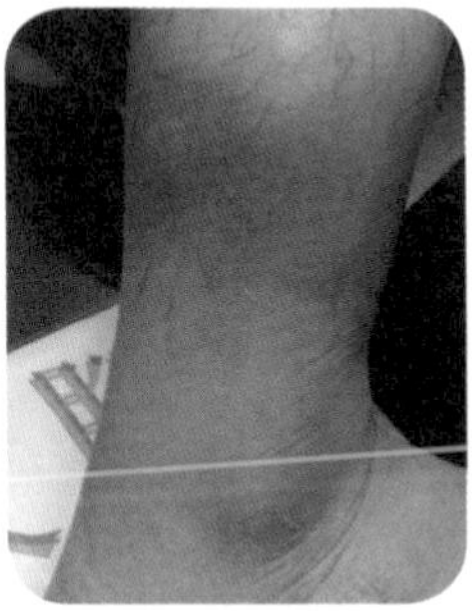

✚皮膚的傷口若受到細菌感染，很可能發生蜂窩性組織炎。

什麼情況下會得蜂窩性組織炎？

除了香港腳引起的蜂窩性組織炎外，有時單純的創傷、蚊蟲叮咬、足底厚皮的龜裂，或是颱風過後足部長時間泡在污水中整理家園等，都會導致蜂窩性組織炎的發生。

另外，免疫力低下的人，如局部淋巴摘除（乳癌患者）、糖尿病病患、腎臟病及下肢循環不良者，都是容易罹患蜂窩性組織炎的好發族群。

該如何預防蜂窩性組織炎呢？

當皮膚的傷口部位出現紅、腫、熱、痛這些症狀時，千萬不能忽略，一定要儘速就醫，即時治療才是最正確的方法。而平時日常生活中，即使是一般的小傷口，也要以冰敷和用抗生素治療，並讓傷口能充分地療養，以免引發更嚴重的感染。

蜂窩性組織炎到底要怎麼治療？

輕微的蜂窩性組織炎或是丹毒，多以口服抗生素來治療居多，不過據統計兩者的復發率半年內約為百分之十二，三年約占百分之二十九，隨著每次復發所需治療的時間便更久，因而及早且徹底的治療，相形之下就非常重要。

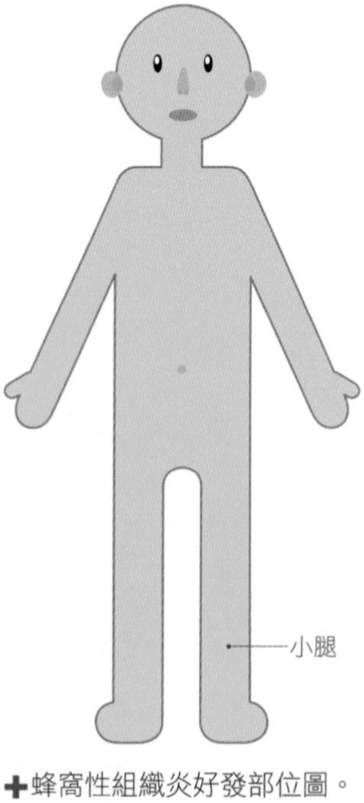

✚蜂窩性組織炎好發部位圖。

Dr'suggestion

什麼是「丹毒」

丹毒的症狀跟蜂窩性組織炎很像，兩者都是細菌感染，而丹毒是由溶血性鏈球菌所引起，病灶較為表淺，表皮較易產生水泡，因此界限較明顯，紅腫的顏色比較鮮紅，容易出現淋巴發炎的現象，還伴有壓痛感、灼熱感、發燒或倦怠等全身症狀；此外，發燒時還會高達39度，隨著發高燒，紅腫會有擴大的傾向。如果發高燒不嚴重的話，約1週時間便可痊癒，若是仍見腫脹或再患，就必需注意了；尤其患者是老人或小孩的話，還有可能併發肺炎、敗血症、腎炎等，引起生命危險。另蜂窩性組織炎跟丹毒都好發於小腿上，但一部分的丹毒也好發於臉上。

蕁麻疹

什麼叫做蕁麻疹？

蕁麻疹的命名是因碰觸蕁麻這種植物而來，又俗稱「風疹塊」、「風疙瘩」，是一種很癢的皮膚病，一般可分為急性與慢性兩種。

急性

急性者，皮膚會出現像蚊子叮咬的小疹子，幾分鐘或幾小時後，發疹會自行消退，來去甚快，便不再發生。

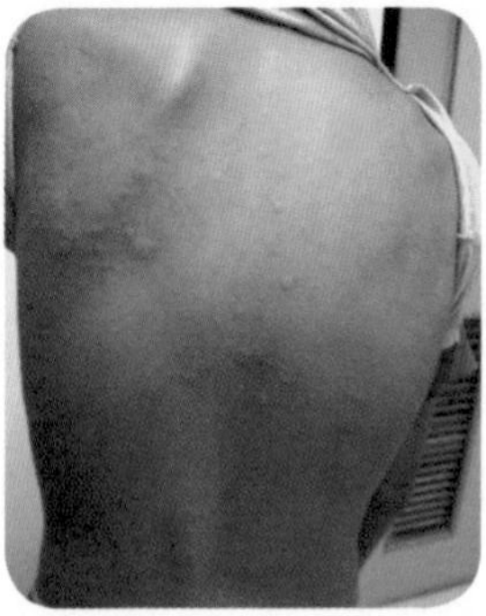
✚蕁麻疹病灶為隆起像蚊子咬的膨疹。

慢性

而慢性者，可能在數小時或數天後發病，症狀比較不嚴重，但卻會長時間、反覆的發疹。

什麼原因會引發蕁麻疹？

蕁麻疹形成的原因多大致分為：

體質因素：某些人因體質較特殊，體內的免疫系統對外界一些物質產生過敏反應，如吸入花粉、灰塵、羽毛及化妝品、吃進引起過敏原的食物或藥

以下這些藥物易引起過敏

藥物名稱	效能	發生機率
Amoxicillin	抗生素	5.1%
Ampicillin	抗生素	4.5%
Co-trimoxazole	抗生素	3.7%
Semisynthetic Penicillins	抗生素	2.9%
Red blood cells	血液製劑	2.0%
Penicillin G	抗生素	1.6%
Cephalosporins	抗生素	1.5%
Gentamicin	抗生素	1.0%
Heparin	抗血凝劑	0.8%
Diazepam	鎮靜安眠	0.4%
Isoniazid	抗結核藥	0.3%

物；此時位於皮膚深處的特殊細胞受到刺激，開始對血管起作用，使血管內形成空隙，而血液裡的液體部分就由此滲出，並堆積而膨脹，在皮膚表面形成紅色腫脹且會癢的疹塊。

物理因素：如受冷、遇熱、吹風、曬太陽及待在潮溼環境等，也會誘發蕁麻疹。

感染：包含細菌、濾過性病毒與寄生蟲感染，都會造成蕁麻疹。

疾病：像腸胃功能障礙的疾病、紅斑性狼瘡、類風溼性關節炎、惡性腫瘤等，也有可能引起蕁麻疹。

被蟲咬有時也可能引發蕁麻疹。

有些人處在高溫環境、洗熱水澡或運動、流汗時，也會出現蕁麻疹的症狀。

二 蕁麻疹會有什麼症狀？

通常先有皮膚搔癢，隨之出現形狀不一、大小

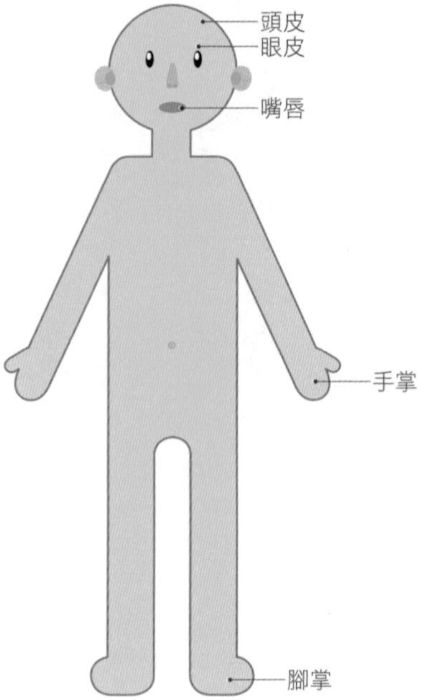

✚蕁麻疹好發部位圖。

不等，似蚊子叮咬的一塊一塊，呈現鮮紅、蒼白或膚色的風團；風團會逐漸蔓延，融合成邊緣清晰、周圍紅暈、圓形或橢圓形的片狀斑塊。

常發作於嘴唇、眼皮、手掌及腳掌；有時也會長在喉嚨，造成胸悶、呼吸困難時，要馬上就醫。

蕁麻疹會傳染嗎？如何治療？

蕁麻疹是由於個人特殊體質所造成的異常反應，所以是不會傳染給別人的。

治療蕁麻疹的醫生最常使用的藥物為口服的抗組織氨藥，抗組織氨在長期服用下是一個相當安全、有效的藥；有時免疫調節劑與類固醇也會有一定的幫助，但是這兩種藥物在嚴重蕁麻疹時才會使用。另外，用藥膏或藥水比較沒那麼有效，若真得很癢，可塗上鹽酸抗癢軟膏來止癢。

由於蕁麻疹的病因甚多，所以治療的最根本之道是找出引發的原因並解決它，打針吃藥都只是治標而已。

服用抗組織氨藥有幾點要注意

★要規律服用比較有效，縱使治療時沒發疹子也要繼續服用。

★服用抗組織氨可能會有頭昏、想睡覺的情況，不過在服用一段時間後，這些副作用會慢慢消失或減輕，如果不能適應可請醫生換藥。

★服用抗組織氨時，切記不能喝酒，以免增強其鎮靜的作用。

★服用抗組織氨會降低人的靈敏度，服藥期間最好不要開車或做精細的工作。

★服用抗組織氨會造成口乾舌燥。

★抗組織氨藥可能會讓年紀大的、有攝護腺肥大問題者，排尿困難，甚至解不出尿，若有相關病史務必先告知醫師。

蕁麻疹要忌食什麼嗎？

有的蕁麻疹是由食物所引起，但要找出過敏原往往要花很長的時間，也不是那麼容易辦到。如果病患懷疑是食物引起的，則可以記錄發病前一週內所吃的食物，多觀察幾次看能否找出可疑的食物。

一旦發現疑似的食物時，可以先嘗試停吃半個月或一個月，這期間若症狀改善或消失，表示這種食物可能就是「過敏原」，以後便要列入忌食的名單；倘若這麼做對病情還是沒幫助的話，就表示過敏原不是它，日後還是可以繼續吃這種食物。

常引起蕁麻疹的食物

★海鮮類：白帶魚、蝦、蟹、蛤蜊、海扇、牡蠣、蚌蛤。

★肉類：鵝肉、鴨肉、羊肉。

★堅果類：花生、核桃。

★水果類：柑橘、草莓、奇異果、芒果、鳳梨、香蕉、李子。
★豆類：蠶豆、豌豆
★蔬菜類：洋蔥、番茄、大蒜。
★酒類：汽泡酒、啤酒、紅酒。
★其他：巧克力、牛奶。

改善蕁麻疹的方法有哪些？

①要忍住不要抓癢，以免疹子越抓越多、越大塊，如果抓破皮會讓病情更惡化、更難控制。

②不要洗太熱的水；晚上睡覺不要蓋被子蓋到出汗；避免處在高溫的環境與進行大量流汗的激烈運動。

③避免吃辛辣、刺激性食物及喝酒。

④衣服穿著要寬鬆、透氣且吸汗，不要穿容易磨擦皮膚的衣料，如毛料或尼龍類的，儘量選擇純棉的衣褲；如果蕁麻疹長在脖子，也不要穿高領衣服或佩戴項鍊，以免刺激蕁麻疹。

⑤冬天時要注意皮膚的保養，不要讓皮膚太乾燥，否則病情容易惡化。

⑥儘量放鬆心情，不要有壓力，養成運動舒壓的好習慣。

青春痘

面皰、痤瘡就是青春痘嗎？

常聽到的「面皰」就是「青春痘」，而青春痘的學名稱為「尋常性痤瘡」，是毛囊和皮脂腺發炎而引起的皮膚疾病，雖好發於青春期的年輕人，但從嬰兒到老人都有可能出現，所以青春痘所持續的程度與時間有明顯的個別差異，額頭、臉頰、胸、肩膀及背部都是會長的部位。

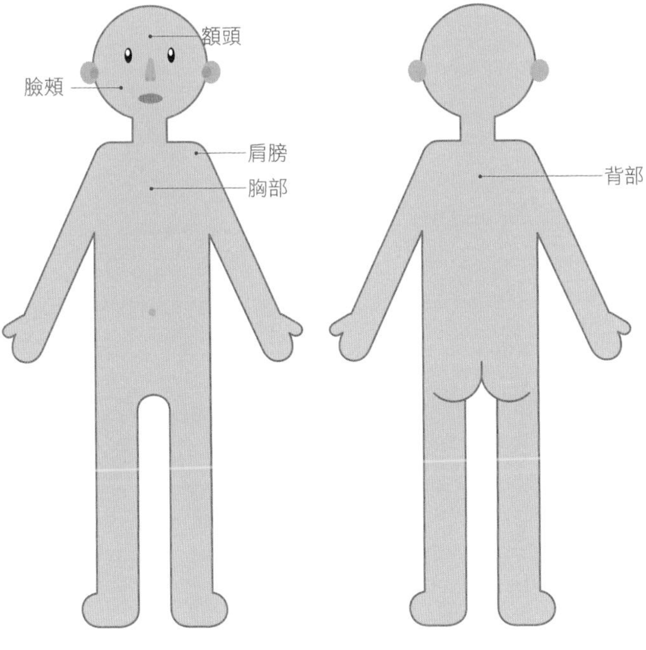

✚青春痘好發部位圖。

為什麼我會長青春痘呢？

造成青青痘的因素有以下幾種

①青春期男女的性腺和副腎皮質會開始分泌男性荷爾蒙，進而刺激皮脂腺，皮脂腺分泌增多，於是就產生青春痘；此時，毛孔的角質會變硬，造成毛細孔狹窄，皮脂無法順利排出皮膚表面，也助長青春痘的生成。

②具有分解皮脂、製造脂肪酸功用的痤瘡桿菌侵入毛囊周圍，引起皮膚發炎現象；如果這時再受葡萄球菌的刺激，就會造成化膿的症狀。

③遺傳也是一個重要的因素，像有的人易長青春痘，有的人卻一顆也不會長；所以父母兄弟姊妹患青春痘時，本人也較易有青春痘。

④許多三十歲之後的女性因長期處於壓力狀態，造成內分泌失調，因而刺激皮脂腺分泌；長時間使用化妝品加上卸妝不徹底；服用避孕藥等；以上都會引發青春痘。

青春痘的病症

青春痘的病症可分「非發炎性」與「發炎性」兩種：

①非發炎性的為粉刺，是指毛囊阻塞，內含有一小粒白色角質化的東西與皮脂，未見發炎或化膿的現象；其中黑頭粉刺又稱開放性粉刺，毛孔很大，因開口被空氣氧化或污染後出現黑點，則稱為黑頭粉刺；白頭粉刺又稱閉鎖性粉刺，只見皮膚上稍隆起的丘疹，因無開口所以較易破掉，一旦破掉就會產生發炎的反應，造成皮膚紅、腫、痛等現象。

②發炎性是指青春痘的毛囊破掉後，產生發炎的現象，皮膚上出現發紅的疹子、膿皰或囊腫；其中囊腫青春痘是最嚴重的一種，它可能融合好幾個毛囊，形成超過一公分的大型囊腫，外表上可見紅色且會鼓動或是堅硬但不痛的囊腫，這樣的病灶，即便日後消退，也會留下明顯的疤痕。

會讓青春痘不斷惡化的原因？

①喜歡擠青春痘或搔抓都會使青春痘惡化，因這些舉動很容易讓青春痘發炎的狀態再次受感染，要提醒自己改掉這個壞習慣。

②工作壓力大、睡眠不足、情緒起伏大、有便秘的人，生活作息不正常，也會導致青春痘惡化。

③毛囊的出口一再堵塞不通時，都會使青春痘惡化。如女性在月經來前幾天，皮膚因水腫，讓皮脂腺的開口縮小；太油化妝品或是臉部清潔不足有污垢殘留也會阻塞毛細孔。

④甜食、油炸、巧克力、堅果類及辛辣食物攝取過量。

⑤某些口服避孕藥也會令青春痘惡化，如果有這種情形可以告訴醫生，幫忙換藥。

青春痘要怎麼治呢？

輕微的青春痘只要使用外用藥物就可治癒，如維生素A酸藥膏、抗生素藥水或藥膏、杜鵑花酸、具有收斂與去角質效果的外用藥劑。

其中維生素A酸為主要治療藥劑，在開始使用的幾個禮拜，青春痘的病情可能會暫時惡化，這屬正常過渡現象，繼續使用下去就會逐漸好轉，同時也可請醫師開立適當的輔助性藥物，不要擅自停藥；另水楊酸及果酸換膚的效果也不錯。

嚴重發炎的痘痘必需另搭配口服藥，包含口服抗生素（最常用的是紅黴素及四環黴素）、口服A酸、荷爾蒙等，服藥後約4～6週逐漸改善，8～12週可穩定下來；另對付又大又硬的囊腫，可採局部類固醇注射的方法，讓其不再發炎惡化。

使用口服藥物時要注意

★吃四環黴素時不能跟著胃藥一起吃，以免干擾腸胃的吸收，促使血液中濃度降低，進而影響青春痘的治療效果。

★服用四環黴素時一定要喝一大杯水，至少要喝250cc的水。

★懷孕及哺乳的婦女或肝腎功能不佳的人，不能服用口服藥物。

★十二歲以下的小孩不要服用四環黴素，以免造成牙齒永久變黃。

★紅黴素的服法一定要遵照醫師的說明服用，以免影響療效。

★以口服A酸的治療期間要避免曬太陽。

使用外用藥物時要注意

★改用溫和的肥皂洗臉，且洗臉的次數要減少，以免皮膚過於乾燥，較易被藥物刺激。

★洗完臉用毛巾輕擦乾水分，不要馬上擦藥，最好等20分鐘後再抹藥。

★藥物不要塗抹太多，以醫師的建議劑量及註明部位為主，也要避開眼睛、鼻翼、嘴巴周圍及有傷口的地方。

★開始用藥時，藥物停留在皮膚的時間要由短到長；比如第一天塗15分鐘後就洗掉，若沒問題，第二天再增長為30分鐘，依此類推，直到抹在皮膚上可過夜不需洗掉，甚至一天擦兩次為止。

★治療期間如果有皮膚乾燥、脫皮現象時，除了降低使用頻率外，還可擦點乳液。

★若使用維生素A酸時不能曬到陽光，最好晚上使用。

★不要同時塗抹兩種治療青春痘的藥物。

★避免使用含酒精性的保養品，如化妝水。

青春痘最好不要隨便去擠，因容易把毛囊擠破留在皮膚內，而且會把更多具刺激性的毛囊阻塞物擠到皮膚內，導致皮膚發炎的更嚴重，腫脹更厲害，甚至留下去不掉的疤痕。需要的話應由醫師來幫忙擠痘痘，利用全程無菌的操作技術，順利解決痘痘問題。

青春痘怎麼好像都治不好？

很多的患者只要一見臉上的紅腫痘痘減少或改善，尤其碰到秋冬油脂分泌少，臉上的痘痘發炎腫脹不那麼明顯，以為自己康復了，便停止療程；其實完整的青春痘療程約要半年的時間，期間包含消除紅腫的痘痘，與最重要的根除粉刺。

粉刺就像顆不定時炸彈，讓皮膚隨著壓力、飲食、睡眠不足等身體失調與外在氣候等因素，毫無預警就冒出來；所以治療青春痘一定要有耐性，把粉刺問題徹底解決，才算是真正的治癒青春痘。

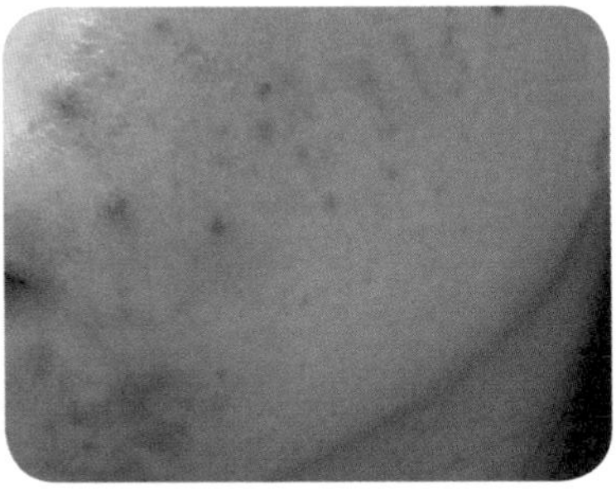

✚ 青春痘。

此外，養成正確的皮膚保養也是治好青春痘的關鍵，清潔用品與保養品要隨季節更換，冬天要注意保溼，夏天要做好控油，這樣臉上的痘痘才能獲得最佳的治療。

可以擦保養品跟化妝品嗎？

為了不讓青春痘藥膏塗到沒問題的皮膚，可以先擦上基礎保養品，再針對痘痘部位塗抹上藥物。

至於使用化妝品往往會堵塞毛孔，讓青春痘更加惡化，建議不用最好，如非要使用的話，最好挑油質含量低的水性保養品及化妝品，其中註明**non-comedogenic**（不含粉刺生成物）和**non-acnegenic**（不含膿皰生成物）是最佳選擇；此外，卸妝的工作更要做好，以免加重皮膚負擔！

肝斑

黑斑

一 什麼是肝斑？怎麼產生的？

肝斑在臺灣又被稱為黑斑，主要好發於三十至六十歲女性，在兩頰、額頭及下巴長出對稱性的斑塊，因顏色與煮熟的豬肝色類似，所以被稱為「肝斑」。然而依色素深淺，可分為淺層褐黃色的表皮型肝斑、灰藍色的真皮型肝斑及混和性肝斑。

肝斑發生原因跟荷爾蒙及體質有關，有些案例是使用避孕藥的婦女產生肝斑；但也有些人長出的原因是不明的。此外，陽光、化妝品使用不當、藥物、長期精神壓力等也是造成肝斑的原因。

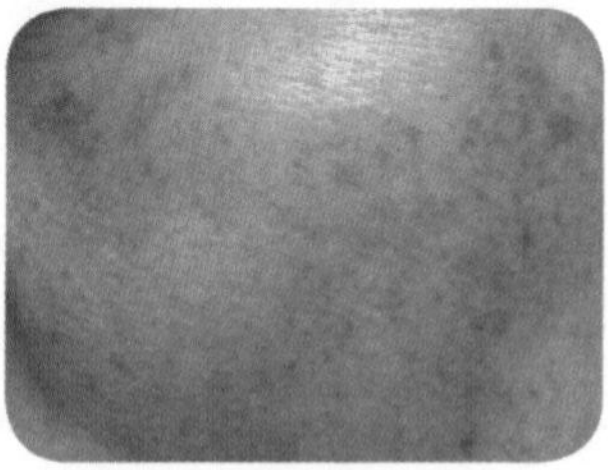

✚肝斑呈現淡棕色到黃褐色，境界不明顯的斑塊，通常臉頰兩側均會對稱出現。。

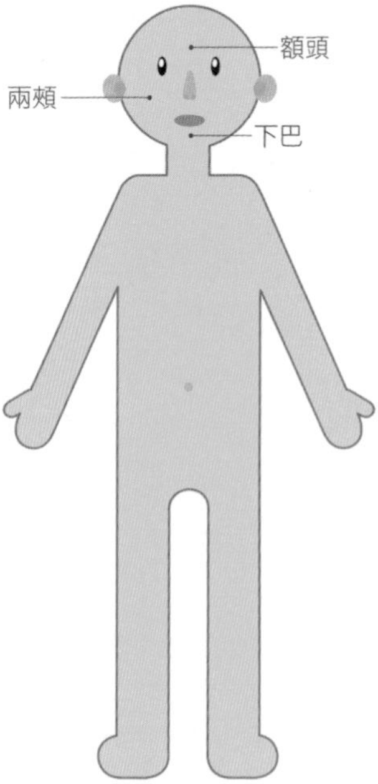

✚肝斑好發部位圖。

肝斑是因為肝不好引起的嗎？

從西醫觀點來看，肝斑與肝功能無關，這是無庸置疑的；從中醫的觀點來看，肝斑是腎氣不足、肝鬱氣滯等因素所造成，與肝好並不好並沒有直接的關連。而且，中醫所講的臟腑與西醫的臟腑也不盡相同。

中醫臟腑功能的確可能涵蓋相同名稱的器官功能，但卻更廣泛的包括同名器官以外的功能，例如：肝具有貯藏血液及調節血量的功能、肝和四肢關節的屈伸運動有密切關係等。足見中醫所謂的肝跟西醫的肝並非畫上等號。

除了肝斑臉上還有哪些斑呢？

雀斑

通常長在臉上，有時也會長在胸部或背部，形狀像米粒般大小，淡褐色色素沉澱在表皮。雀斑多為天生，約在小學或青春期就開始冒出斑斑點點，白皙皮膚最容易被雀斑找上門，跟遺傳有密切的關係，常曬太陽會使顏色加深。

太田母斑

分布在眼睛周圍、鼻翼及顴骨處，呈灰藍色或青褐色，僅會發生單側，不會兩側都發生，大多數在幼兒時期及青少年時期就已經出現。因是日本的太田醫師最先發現這種皮膚病，所以依此命名，而東方人好發機率遠比西方人多；其黑色素沉澱在真皮的上層及下層。

黑痣

即一般的「痣」，全身都可能生長，黑色素位置可深可淺，表皮或真皮都可能生長。大小如芝麻般，有些會凸出表皮，有些先天性黑痣可以長得很大，覆蓋身體很大面積並合併毛髮生長，痣如有不規則邊緣、顏色不均勻或發生改變等現象，要就醫進行檢查，以確定是否有惡性病變。

顴骨母斑

對稱長在顴骨兩側，常為對稱性，為灰黑色或灰藍色聚集之小圓點。顴骨母斑與雀斑外表看起來很像，約在青春期開始出現，但其黑色素位置在真皮層，外觀較藍黑或藍灰，以雷射方式不易在短時間去除。

老人斑

跟紫外線的照攝有密切關係，黑色素沉澱在表皮層。除色素變化外，老人斑有的是平的，有的是凸起的，有多有少，與個人遺傳體質有關。

二 要如何治療肝斑？

首先要找出發生的原因，如果是懷孕所造成，一般生產完便會慢慢褪去；若是吃避孕藥引起的，則要停藥，改用其他方法避孕；如果是不明原因，通常要靠藥物或手術治療。

外用美白藥物治療仍是最主要的治療方式，目前最廣泛使用的是對苯二酚（Hydroquinone），不過會有皮膚發紅、脫皮及刺痛感等副作用，因此會合併外用類固醇、杜鵑花酸或維生素A酸的三合一「雞尾酒」療法，但需要小心使用，仍有部分皮膚會反黑、易發紅、皮膚變薄等副作用，所需治療時間及是否適合長期使用則需諮詢皮膚科專科醫師。

至於手術療法則有飛梭雷射、銣雅鉻雷射、脈衝光等，但都需經皮膚科醫生根據病患的臨床狀況來決定採取何種治療。

Point !!

據統計，有少數人使用對苯二酚會發生一種稱為「赭色症」的藍黑色素沉澱。現在台灣雖未傳出罹患此症的病例，但基於上述原因與潛在致癌的考量，政府已明令禁止化妝品內含有對苯二酚成分，目前只有醫師才能開立這種藥。

肝斑不容易治療，平日預防該怎麼做？

平日的防曬工作一定要徹底，勤擦防曬乳液及退斑膏，出門前二十分鐘就要擦，並且每兩小時就要再補充，因陽光會加深、加多肝斑的顏色與數目。避免荷爾蒙用藥，有些藥物會加深或引發肝斑。飲食方面，可多吃含有維生素C的蔬果，忌食含感光劑的蔬菜，如芹菜、九層塔、香菜等。生活作息方面要規律、睡眠充足、舒緩精神壓力等。

可以用美白保養品淡化肝斑嗎？

一般市售的美白保養品內所含的果酸，若濃度低於百分之三以下，僅能代謝角質，幾乎沒有任何美白淡斑的效果；在專科醫師監督下使用高濃度甘醇酸、複合式果酸換膚或美白成分導入效果比較好。

此外，維生素C衍生物、麴酸及熊果素等也是美白保養品中常用的成分，只要在衛生署公告核可的濃度標準裡，美白效果也算不錯，只是使用的時間比較長，無法短期見效。

另還有標榜植物、草本、漢方等天然成分的保養品，如甘草、大豆及甘菊萃取物等，可以減少黑色素的生成，但其內容物的有效成分與濃度並沒清楚標示，效果仍是個問號。

Point !!

剛做完除斑的雷射手術，2～3天內傷口尚未完全結痂前，最好不要洗臉，居家可用生理食鹽水輕輕清洗，早晚各塗一次抗生素藥膏，等傷口明顯結痂，就可用溫和不刺激的清潔產品洗臉，大約一個星期傷口結痂就會自動掉落，等回診時再由護理人員協助清除結痂，並做好一個月的徹底防曬工作，以免出現雷射後的反黑反應。

癤、毛囊炎

癤是毛囊炎嗎？有什麼症狀？該如何護理？

癤即是民間俗稱的「粒仔」，是以毛孔為中心，大多受葡萄球菌感染所致，但其他像鏈球菌或大腸桿菌也可能是致病原因。它是毛囊的急性發炎，一般化膿且深達真皮層的叫「癤」，窄而淺的則叫「毛囊炎」。

症狀

會先在毛囊處出現疼痛的小丘疹，然後迅速長大成硬結，表面呈鮮紅色，數日後成熟變軟，中心部位會有黃膿，除了疼痛外，有時還會有頭痛、發燒及發冷等症狀。有可能會自行破裂，流出膿與血，疼痛減退，留下斑痕。

護理

長癤時要更注意患部的清潔與乾燥，對於已化膿、軟化的癤子，可以切開排膿，把膿血徹底清除，再進行傷口消毒；切勿過早擠壓膿頭，以免癤子擴大。個人衛生要多加注意，常洗手，接觸到皮膚的衣物要每天換洗、日曬；平時多休息，多吃易消化的食物，保持大便通暢。

聽說癤會產生一些併發症？

有時會併發淋巴管索狀紅腫、淋巴腫脹、淋巴節炎及菌血症等。若細菌侵入皮下組織，使皮膚腫脹範圍擴大，還可能併發嚴重的蜂窩性組織炎。如果癤同時生起數個，或是連續引起，稱為「癤腫症」，癤腫症會跟糖尿病合併發生，患有糖尿的病患要特別注意。

臉上長癤要怎麼辦？

長在臉上的癤稱為「面疔」，這比長在其他部位的癤更為棘手。因臉部有豐富的血管、淋巴及分支眾多的靜脈，顱內血管、海綿竇相連接，一旦被感染，細菌迅速擴散到顱內，會引起海綿竇栓塞，導致腦膜炎、敗血症與靜脈炎等併發症。

所以臉上的癤腫伴有紅腫疼痛，或已擴散致整個臉部出現腫大時，切勿自行處理，應馬上到醫院就診，進行及時有效的治療。

Dr'suggestion

癤跟疔

傳統醫學把毛囊發炎的情形分成兩種：一般摸起來堅硬但好像觸不到根的叫「癤」；而長在臉部及手腳的，因摸起來很堅硬，根似扎得很深，就像釘子嵌進皮膚內，所以叫「疔」。由此可知，疔是中醫的病名，在西醫是不用這個名詞的。

單純皰疹、帶狀皰疹

什麼是單純皰疹？

由濾過性病毒「單純皰疹病毒」所感染的就叫「單純皰疹」。一般可分兩型：

唇部皰疹：當單純皰疹在嘴唇周圍及口腔內冒出小水泡，之後破皮或結痂，也就是俗稱的火氣大，就是指這個病。

生殖器皰疹：當單純皰疹長在生殖器或其周圍時，則稱為生殖器皰疹，也可算是一種性病。

單純疱疹的復發

單純疱疹會不會復發，因人而異，有的人復

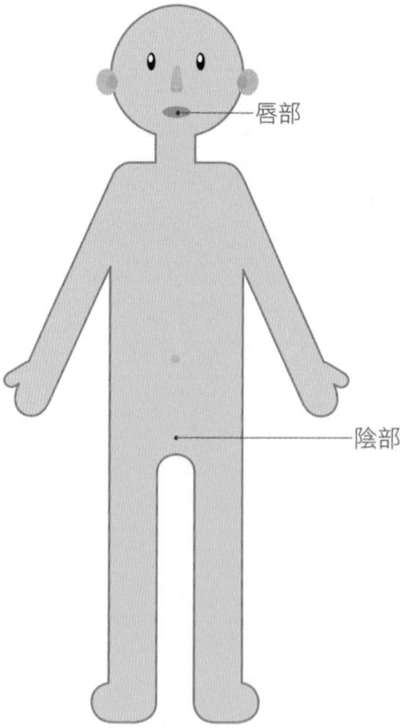

✚單純皰疹好發部位圖。

發頻率高，有的人幾年才復發一次。據分析，當生病、受傷、疲勞、精神壓力大、月經、日曬、吃某種食物等情況時，潛伏在神經節內的病毒被誘發，進而離開神經節，沿著來時路在皮膚上便會造成復發的唇部疱疹。

為什麼我會得唇部皰疹？

唇部皰疹多半來自母體感染，或在兒童期父母親在有唇部皰疹親吻小孩時，經由皮膚接觸到病毒而罹患。第一次感染，除了發疹處會先刺痛或癢，然後長水泡、喉嚨痛有點發燒外，通常10天內就會結痂而痊癒。

得過第一次單純皰疹後，單純皰疹病毒會穿透病變的皮膚，沿著下面的神經躲到神經節內，一輩子生活在裡面，所以任何口服、注射及外敷的藥物都無法殺死躲在神經節內的病毒，也因此要根治單純皰疹是辦不到的事。

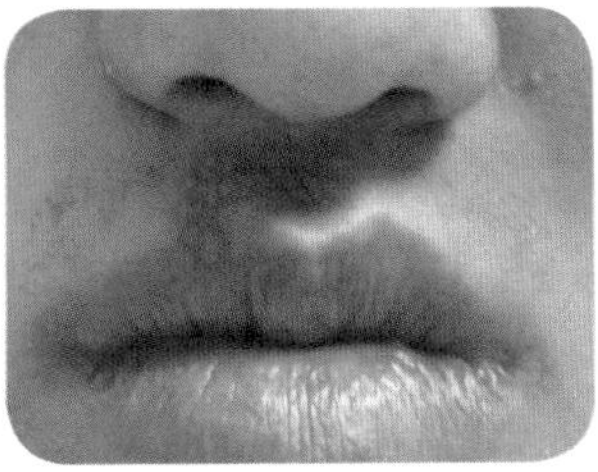

✚唇部皰疹常見群聚水疱在口唇附近。

得到唇部皰疹要怎麼辦？

唇部皰疹未痊癒時具有傳染性，一旦罹病時可遵照以下照護要點：

①不要用手去碰水泡，不小心碰到要立即用肥皂洗手，避免再接觸其他身體部位，以免讓單純皰疹病毒感染其他部位。

②不要心急把水泡弄破，或是破壞正在結痂的水泡，這麼做不僅不會加快復原的時間，還有可能讓手指感染皰疹，或把皰疹傳染到其他身體部位，甚至受到細菌感染。

③不要親吻任何人。

④食器與毛巾要跟別人分開使用，衣物也不要跟別人共洗。

得到陰部皰疹要怎麼辦？

陰道皰疹是透過性行為中皮膚接觸到單純皰疹病毒而罹病，陰唇、陰道、子宮頸等處出現紅腫、潰瘍的水泡，但也有些人可能沒有任何症狀。

罹病時的護理跟唇部皰疹類似；其中，病未痊癒不要再發生性行為，即使有使用保險套可降低感染病毒的機率，但也不是百分之百有效。

陰道疱疹的復發

陰道疱疹的復發問題，也跟唇部疱疹相似，疱疹病毒會穿透皮膚，沿著神經潛伏在神經節內，一輩子生活在裡面，有的人復發頻率高，有的人幾年才復發一次，同樣也都無法根治。

目前有比較好的方法治療單純皰疹嗎？

如同多數病毒，單純皰疹仍無根治的療法，但自從 **Acyclovir** 這種新藥出現後，它可以縮短病程及改善病灶的嚴重度，雖無法完全抑制皰疹的發作，但效果已經比以前好很多。此外 **Famvir**、**Valtrex** 也跟 **Acyclovir** 有差不多的療效，但健保幾乎都沒有給付。

什麼是帶狀皰疹？

帶狀皰疹也由濾過性病毒所感染，俗稱「皮蛇」、「飛蛇」，罹患此病時，水泡會延著皮膚神經呈帶狀分布而得名。此外，造成帶狀皰疹的病毒只會引起水痘跟帶狀皰疹，與單純皰疹是沒有什麼關連的。

為什麼會得帶狀皰疹？

帶狀皰疹其實是水痘的延伸，當身體免疫力下降、疾病或年老等因素，就讓潛伏在神經節內的病毒延著神經重出江湖。發疹部位以胸部為主，其次是頭、臉及四肢。

初期的帶狀皰疹是出現神經痛，接著在神經痛的皮膚表面形成群聚的小水泡。

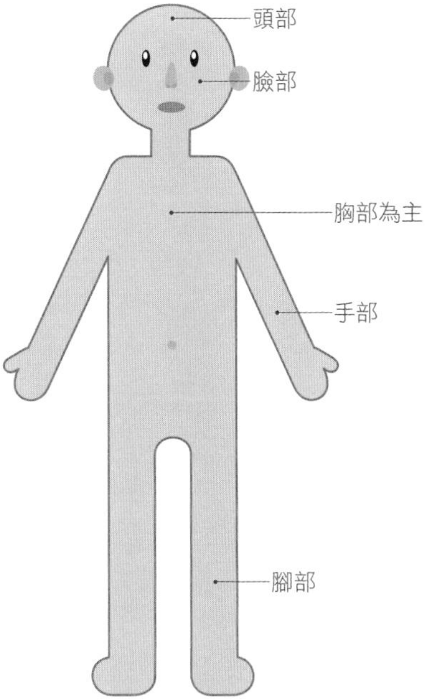

✚帶狀皰疹好發部位圖。

Dr'suggestion

水痘

水痘跟帶狀皰疹是同一種濾過性病毒所引起的。一般水痘的潛伏期約14天，多由飛沫傳染，且傳染力極強，但得過一次就可終身免疫，以後第二次發病就是帶狀皰疹。

發疹前一或兩天，可能發燒或有倦怠感；發疹情形是身上先出現紅斑點，很快成凸起的丘疹，再來變成水泡，然後迅速蔓延至臉及四肢，有時也會長到口腔及陰道裡。透明的水泡很快會變成膿皰，大約3～4天，膿皰就會乾涸結痂，待結痂脫落後，若沒細菌感染，大多不會留下疤痕。

出水痘的症狀嚴重與否因人與年歲而異。有些病患幾乎沒什麼感覺，只有發疹現象，很快就結痂痊癒；但有的人卻會出現發高燒、頭痛、畏寒、全身倦怠等症狀，尤其大人較容易出現嚴重症狀與較多的疹子。

水泡從開始到停止約5～10天，顏色由微紅變成暗紅，最後凹陷乾涸、結成痂皮，約一個月可以痊癒，年紀大的人就會拖久一點。

帶狀皰疹會不會傳染？

帶狀皰疹只會傳染給沒有得過水痘的人，而且所發的病為水痘；相對於已長過水痘的人，帶狀皰疹是沒有傳染性。比如家中有老人得帶狀皰疹，對已長過水痘的兒女便沒有傳染性，但就有機會傳染給沒得過水痘的孫子們。一般帶狀皰疹的傳染力只有水痘的三分之一。

治療帶狀皰疹需要注意什麼？

帶狀皰疹多數會自癒，如果沒有其他併發症或皮膚潰爛，大概一個月內即可痊癒。

但做好以下事項，不僅可舒緩病人的不適，也可加速痊癒的時間：

①不要刻意弄破水泡，以免有讓傷口增加細菌感染的機會；水泡沒破時也不需要擦藥。如果水泡破了不要隨便擦草藥或其他成藥，應看醫師塗抹醫師開立的藥膏，防止感染，促進傷口痊癒。

②如果帶狀皰疹侵犯頸部以上的顏面神經，可能引發失明、失聰時，要馬上看相關專科醫師，以避免其後遺症。

③如患有嚴重免疫缺損（像紅斑性狼瘡、癌症病患）、皮膚嚴重潰爛、水泡蔓延全身等情況，則要由皮膚科醫師與各科醫師判斷，是否需使用Acyclovir或Valacyclovir、Famciclovir等治療。

④神經痛：年過五十歲的患者，在痊癒後約有四成伴隨有令人困擾的神經痛。其疼痛程度因人而異，如果疼痛厲害且影響日常作息，可請皮膚科醫師給予緩解的內服藥，或是局部注射、針灸等。

禿髮、脫髮症

二 常見的禿髮有哪些？

①**產後掉髮**：有些產婦在生產後3個月，會突然大量掉髮，可能跟體內類荷爾蒙改變有關，通常一年內會自癒。

②**雄性禿**：最令人苦惱的禿頭，男女都可能發生。男性的主要症狀為前顳部髮線逐漸後退，加上頭頂髮量日漸稀疏，呈現地中海型禿頭；女性多在更年期後才會發生。造成雄性禿的因素包含雄性荷爾蒙、家族遺傳史及年齡等。

③**圓禿**：又名斑禿，俗稱「鬼剃頭」，即頭髮突然脫落，呈現如硬幣大小一塊的單個或多個圓型光禿處，原因不明，可能跟自體免疫疾病與情緒壓力有關。

④**皮膚感染**：頭皮毛囊炎、頭癬、梅毒或盤狀紅斑狼瘡等，亦會導致掉髮。

⑤**全身性疾病**：慢性缺鐵性貧血、高燒、內分泌疾病、大量出血、手術後、甲狀腺機能減退等嚴重疾病發生2～3個月後，毛髮會突然掉落，通常兩個月後就會恢復正常。

⑥**藥物**：接受化學治療或服用抗癌藥物的癌症病人，以及長期服用糖尿病藥、止痛藥、精神科用藥等也會引起掉髮。

雄性禿要怎麼治療？

治療雄性禿可採用外用藥物、口服藥物及手術等方法。外科手術指的是植髮，因所費不貲及面臨的問題仍多，一般採用的機率較低。

外用藥物以擦含有百分之二或百分之五Minoxidil的生髮水為主，Minoxidil可刺激毛囊發揮功用，有助延緩掉髮並促進新髮生成，男女都適用；不過一旦停用，效果約在3個月內消失。

另也可以選擇口服的Finasteride，這是至今唯一醫界普遍認可的口服治療雄性禿的藥品，不過此藥不適合女性。

Point !!

口服Finasteride與服用安慰劑組相比，雖會增加約百分之一性功能障礙（如勃起困難、性欲降低）的副作用，不過大多數人繼續服用後，這些副作用會逐漸消失。

圓禿要怎麼治療？

圓禿好發於年輕人，面對一下子掉這麼多頭髮，實在是很恐怖的經驗，還好毛髮只是暫時消失，據統計百分之八十即使不經治療也會自癒。

在嚴重圓禿治療上，皮膚科醫師可能局部每2～4週注射一次類固醇，也可每天擦兩次百分之二或百分之五的Minoxidil的生髮水，這些方法都需持續使用3～4個月才能見效。

Dr's suggestion

頭癬

有種受黴菌感染的頭癬，也會促使頭髮脫落、出現頭皮屑，嚴重時還會造成頭皮腫脹、化膿，台語俗稱頭癬為「臭頭」。

對於病情嚴重的患者，則可施行紫外線（UVB、PUVA）照射療法。

我經常掉頭髮要怎麼辦？

正常人的頭髮會歷經第一階段3～10年的生長期；第二階段約兩星期左右的退化期，此時毛髮停止生長；第三階段約3個月左右的休止期，此時輕輕梳頭髮就易掉髮。

通常頭髮有百分之八十五處於生長期，百分之五以下在退化期，百分之十至十五在休止期；平均每人每天的自然掉髮量約為50～100根，如果掉髮超過150根就屬不正常，最好找皮膚科醫師檢查一下比較妥當。

怎樣避免掉髮讓頭髮更健康？

掉髮的原因很多，除了某些掉髮需治療外，平

Dr'suggestion

頭皮按摩法

★雙手放在頭上，以大拇指壓住太陽穴，用十指指尖稍用力在頭皮上打圈，從前額開始，揉至頭顱兩側，最後到枕骨部位。

★用十指指肚在頭皮上進行來回揉搓至頭皮發熱。如果有頭皮癢的情形不要用指甲去抓，應採用此法，以免抓傷頭皮或對頭皮產生過強刺激，加速頭皮屑的產生。

★用雙手的拇指及中指從風池穴開始以打圈方式揉至百會穴。

★十指指尖起落呈點狀敲打頭皮數下。

時做好一些保養護理，的確可以減少掉髮機率並讓髮質更健康：

①不要長時間綁頭髮，如紮馬尾。

②儘可能留短髮，因長髮受人為或外界環境傷害大，容易分叉且髮質會變差。

③梳頭髮時要輕柔，由頭皮往外梳，將頭皮裡的皮脂腺分泌出的油帶到頭髮上；頭髮溼時不要梳頭。

④梳子可挑間尖端有凸起的小圓球或梳齒為光滑的尖端，一邊梳一邊按摩頭皮。

⑤挑選適合自己髮質的洗髮精，最好不要選洗髮跟潤髮合在一起的；髮質不好的人洗髮後可適度使用潤絲精。

⑥最好避免染髮或燙髮。

⑦使用吹風機時溫度不要太高，距離也不宜太近，約保持30公分為佳。

⑧不要讓頭髮長時間曝曬太陽或接觸髒空氣。

⑨飲食均衡，可多攝取富含維生素的蔬果及芝麻、黑豆、核桃等食物。

此外，市面上標榜的「雙效合一」或「三效合一」的洗髮精，雖貼心替消費者帶來洗髮、潤髮一次完成的方便性，但其實洗髮精跟潤絲精是不相容的東西。洗髮精是帶負電，而潤絲精則為帶正電的物質，無論是洗完頭、受損的髮絲或用梳子梳頭時，頭髮都帶著負電及靜電，這時潤絲精所帶的正電就可產生中合效果，使頭髮不帶電，好梳理與形成保護膜。

現代科技進步，可以把這兩樣東西結合在一起，但不可能做到盡善盡美，也一定有一些先天條件的限制，因此分開使用仍是對頭髮最佳的清潔與保養的方法。

Point !!

如果頭髮出現的狀況不是大量掉髮，而是髮量明顯減少或有髮線退後、頭皮漸漸明顯的情形，也該有所警覺，必要時需要找皮膚科醫師詳細檢查。

Chapter 3

生活保健自癒療方

飲食、藥膳、茶飲

保健運動、穴位按摩

美容時尚保養

為什麼多吃蔬菜、水果對皮膚有幫助？

蔬菜、水果等含有許多人體必需的維生素、葉酸、纖維素等成分，而多吃蔬菜、水果不僅不容易變胖，且因蔬菜、水果大多屬於鹼性，因此可使身體的酸鹼值維持在較為偏鹼性的健康狀態，如此一來皮膚也就自然而然會比較健康、潤滑、具有光澤，當然也就較不容易罹患皮膚方面的疾病。下面列舉出一些維生素對皮膚的作用及功效。

名稱	作用	功效
維生素A	能維持上皮組織的正常生長。	銀屑病、皮膚色素沉澱、尋常剉瘡
維生素E	增強皮膚毛細血管抵抗力，並作為抗氧化劑，保護維生素A遭氧化破壞。	蕁麻疹、座瘡、斑禿
維生素 B_1	具有調節神經系統及消化係統的功能；能抑制膽鹼酯脢的活性，減輕皮膚發炎症狀，也有抗過敏作用。	溼疹、過敏性皮膚炎、帶狀皰疹、日光性接觸皮膚病
維生素 D_2	能促使毛髮生長與血管擴張。	異位性皮膚炎、斑禿、過敏性皮膚病、銀屑病
維生素 B_{12}	是體內代謝過程不可或缺的輔酶，與中樞神經及周圍神經纖維的代謝有密切關連。	水痘、帶狀疱疹、斑禿、慢性蕁麻疹、脂漏性皮膚炎

哪些食物對皮膚有不好的影響？

辛辣的食物

雖然在西醫的領域中，並無法直接證明辣椒、蔥、蒜等辛辣食物會直接影響到皮膚的健康狀態，不過從傳統的中醫觀點來看，如果常吃或大量吃辛辣食物，會容易引起燥熱反應，也就是一般常說的火氣大，因此可能會使身體內的發炎情況變的更加嚴重。

而溼疹本身即是屬於皮膚發炎的現象，所以如果是屬於容易罹患溼疹的人，最好還是少碰辛辣食物為上策。

少吃油炸類的食物

油炸食物和辛辣食物一樣，從中醫的角度來看，認為兩者都具有會引起火氣上升的作用，因此吃多了對皮膚都不好。

況且一般油炸類的食物，大多以高溫油炸而成，雖然香氣十足、口感佳，但其營養素卻很容易在烹調的過程中流失，而且也會殘留過多的油脂在食物上，因此反而會在不知不覺中吃進了大量的油脂，對身體及皮膚造成負擔。

避免食用甲殼類海鮮

儘管就食物本身而言並不是直接造成罹患溼疹的主因，但是對於一些原本就具有過敏體質的人而言，還是要儘量避免，因為若皮膚已有了溼疹症狀，這類食物有可能會使得溼疹的病症更為嚴重，甚至還會引發蕁麻疹等其他皮膚不適的症狀。

因此，若原本在皮膚上就有一些過敏症狀者，對於此類食物，還是少碰為妙，因為這類食物也是屬於過敏原之一。

依臉型狀況給與不同的美白食物？

從中醫的角度，依臉部的類型不同提供不同的具有美白效果的食物分別為：

臉色蒼白者

這類型的人可能是患有慢性病或發育不良、手術及產後失血所致，還有食慾不振、倦怠、失眠等；要多吃補氣補血的食物，如大棗、桂圓、蜂蜜、紅糖、山藥等。

肌膚粗糙者

肌膚粗糙的人多因為陰血不足或內熱蘊積造成，常有口乾舌燥、便秘、尿黃、不安等現象；可吃些滋陰補血、清內熱的食物，如海參、藕節、苦瓜、西瓜、紫菜、竹筍、大白菜等。

臉部水腫者

這類人常因腎陰虛，導致水腫現象，臉色通常蒼白、四肢畏寒、小便頻繁；這時要多吃補腎陽、利小便的食物，如紅豆、薏仁、綠豆、蝦、冬瓜、油菜等。

能改善皮膚的藥膳、茶飲？

若本身有好發溼疹的體質，最好少吃冰冷、辛辣、油炸食物以及蝦蟹海鮮，以免影響腸胃機能，使發炎症狀更嚴重；相對來說，應該多吃青菜、水果、冬瓜、絲瓜、薏仁，以幫助清熱除溼、利水消腫。

以下提供幾道可改善的藥膳跟茶飲：

名稱	材料	作法
綠豆薏仁湯	薏仁200克、綠豆50克	先將薏仁泡軟，再加入綠豆煮熟
冬瓜蓮子羹	去皮冬瓜300克、蓮子200克	先將蓮子泡軟，再與冬瓜一同煮成羹
茯苓粥	茯苓5克、白米50克	茯苓磨成細粉，與白米加水煮成粥
綠豆南瓜湯	綠豆50克、南瓜1顆（去皮切塊）	先把綠豆加水，大火煮滾，2分鐘後加少量冷水，等再度沸騰時，加入南瓜塊，小火滾約40分鐘，等綠豆熟透後，加入少許食鹽，即可關火，趁熱食用
浮萍紅糖飲	浮萍30克、紅糖適量、水適量	浮萍加適量水煮滾後，轉小火續煮5分鐘，熄火瀝掉藥渣，入紅糖拌融，即可飲用
防耆美膚飲	防風10克、白朮10克、黃耆5克、水適量	所有藥材加水煮滾後，轉小火續煮5分鐘，瀝掉藥渣，即可飲用
麻黃杏仁飲	麻黃3克、杏仁10克、薏仁15克、甘草3克、水適量	所有藥材加水煮滾後，轉小火續煮5分鐘，瀝掉藥渣，即可飲用
白蘚皮甘草飲	白蘚皮10克、地膚子10克、鴨膽子5克、甘草3克、水適量	所有藥材加水煮滾後，轉小火續煮5分鐘，瀝掉藥渣，即可飲用
金銀花牡丹飲	荊芥3克、防風3克、牡丹皮10克、金銀花10克、當歸3克、水適量	所有藥材加水煮滾後，轉小火續煮5分鐘，瀝掉藥渣，即可飲用
荊芥連翹飲	荊芥5克、連翹5克、金銀花8克、甘草3克、水適量	所有藥材加水煮滾後，轉小火續煮5分鐘，瀝掉藥渣，即可飲用

保健運動、穴位按摩

壓力大會導致皮膚病，那有什麼舒壓的方法或運動嗎？

每個人在工作、生活或人際關係中，難免或多或少都有些來自各不同層面的壓力，而這些壓力累積過多，無法解決時，就有可能反映在皮膚的狀況上，如汗皰疹就是其一；因此，一定要找出適合自己的舒壓管道，以幫助自己將壓力釋出。例如：養成運動習慣，像游泳、打球、慢跑、騎單車、跳舞等，每個星期至少花3天的時間運動，且每次的運動時間至少要30分鐘；和朋友聚會、旅行、打坐……等，各種屬於動靜態方面的活動與興趣之培養，都有助於釋放壓力。

可以幫助治療皮膚病的穴道有哪些？

對於具有過敏體質、容易罹患溼疹的人，中醫師則建議可以經常按摩以下幾個穴道，都有助於減低或舒緩溼疹的症狀：（圖示請參考124頁）

合谷穴

在手掌虎口處。

功效：可以解表退熱，有通經鎮痛作用；主治頭痛、面腫、痛經、中風、癱瘓。

曲池穴

在手前臂背面、姆指側的手肘彎曲處。

功效：可調理腸胃、疏風清熱、行氣活血、疏筋利節；主治咳嗽、水腫、溼疹、蕁麻疹、皮膚搔癢症。

血海穴

在膝蓋內側上緣處。

功效：可調和氣血、祛風利溼；主治溼疹、貧血、閉經、腳氣。

三陰交穴

在兩腳內側腳踝往上約3寸的小腿位置。

功效：可健脾益氣、調補肝腎；主治胃痛、消化不良、水腫、蕁麻疹、高血壓、月經不調。

陰陵泉穴

膝蓋正下方的微凹陷處。

功效：可助消化、調補脾腎；主治水腫、蕁麻疹、高血壓、經痛、膝痛。

足三里穴

在膝蓋外側下方約3寸處。

功效：可調理脾胃、疏通經絡、鎮痙止痛；主治胃痛、腹脹、水腫、痺症。

風市穴

直立，兩手下垂，中指指尖處取穴。

功效：可祛風利溼、疏經活絡；主治風寒溼痺、蕁麻疹、全身搔癢、神經性皮炎。

對治療皮膚病有幫助的穴位圖

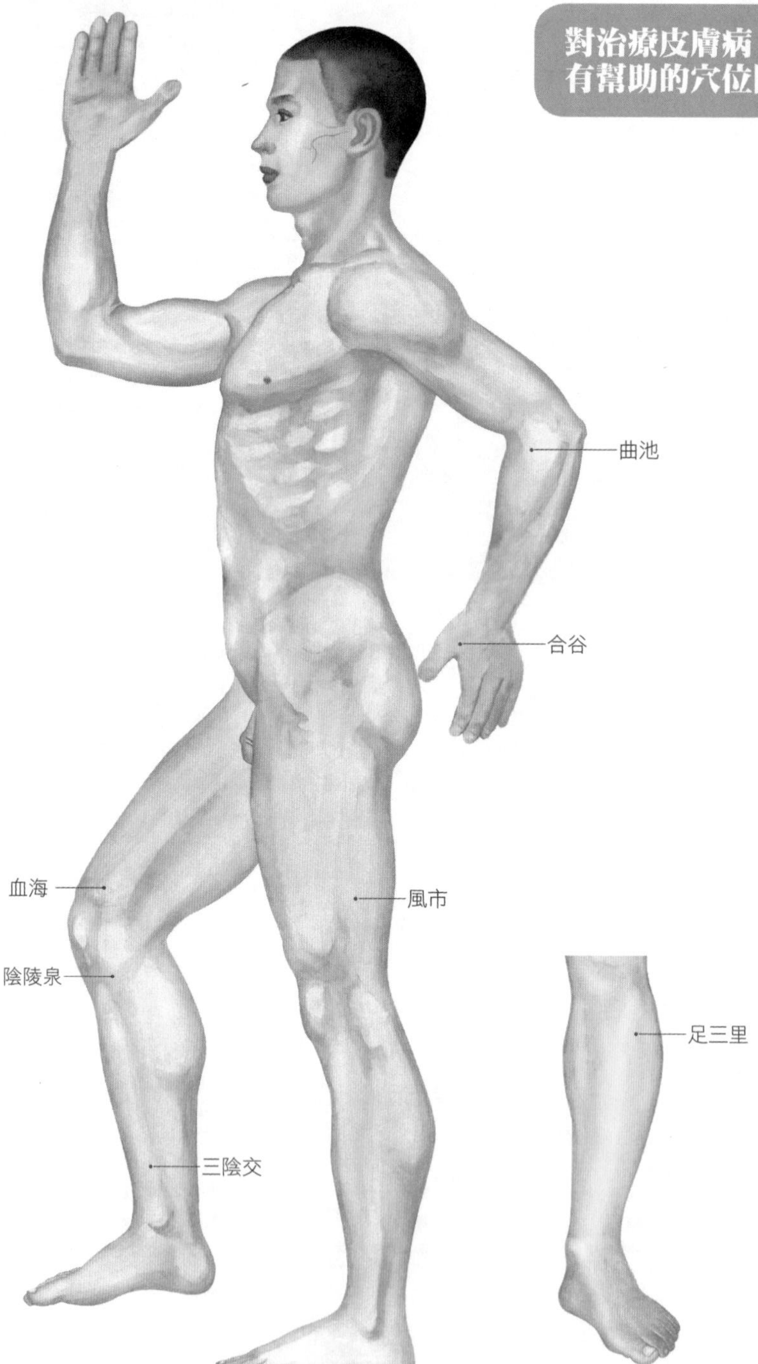

哪些瑜伽操對改善皮膚病有幫助？

瑜伽裡有幾種動作對舒緩及改善皮膚病的確有些助益，下面將介紹示範三種招式：

1 背部伸展

可增進骨盆血液流動，改善生殖系統的健康，幫助消化和排泄。

Step1 呈仰臥姿，雙手往頭頂上方延伸。

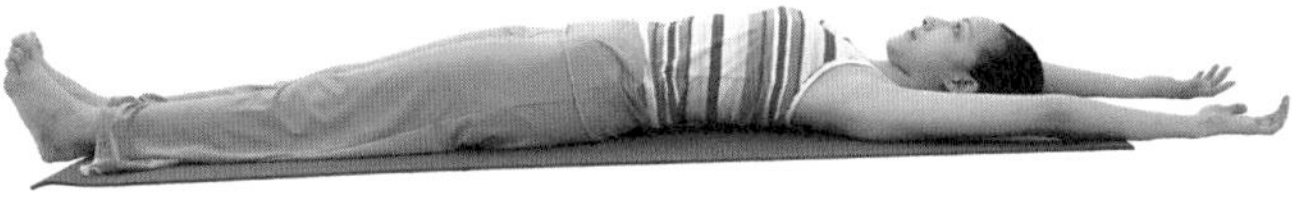

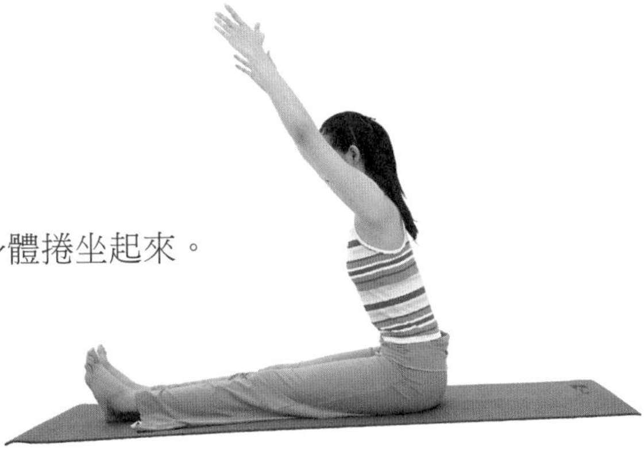

Step2 腹部內收，同時吸氣將身體捲坐起來。

Step3 吐氣，身體前彎，雙手抓住腳，脊柱保持延伸。

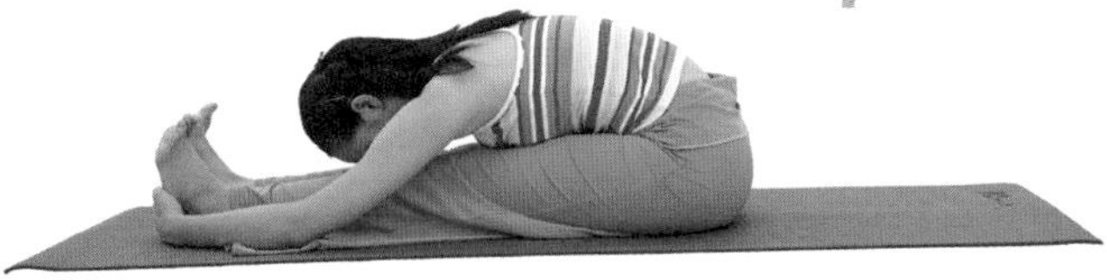

閃電式 ②

可強化腿部各個關節，
伸展大腿肌肉群。

Step1 閃電坐姿，
雙手扶住腳版。

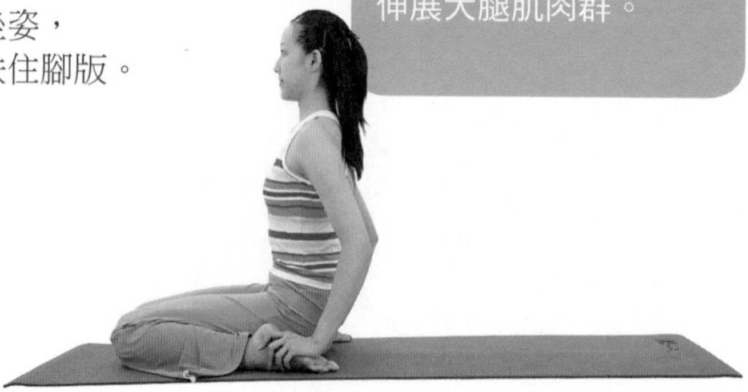

Step2 將手肘撐地，
胸口闊開來，頭頂著地。

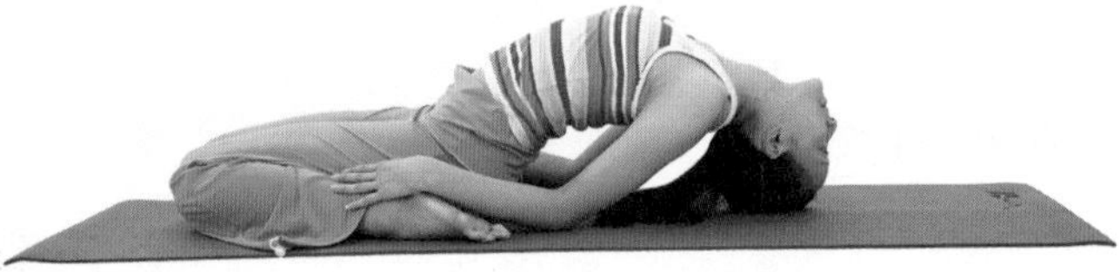

Step3 下巴內收，後腦杓著地，
讓身體慢慢滑出去平躺於地面。

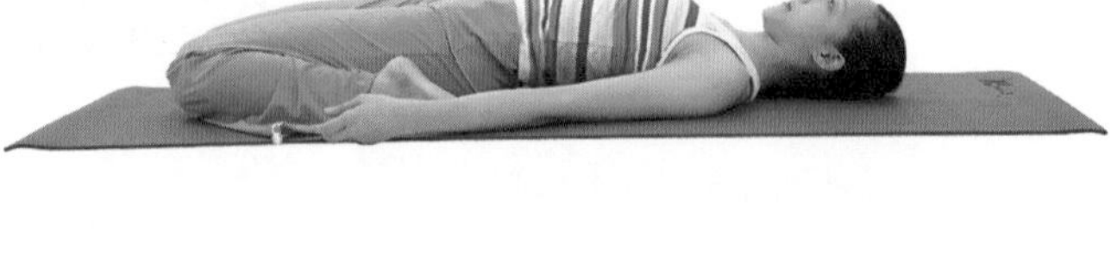

Step4 雙手交叉枕在頭下方。

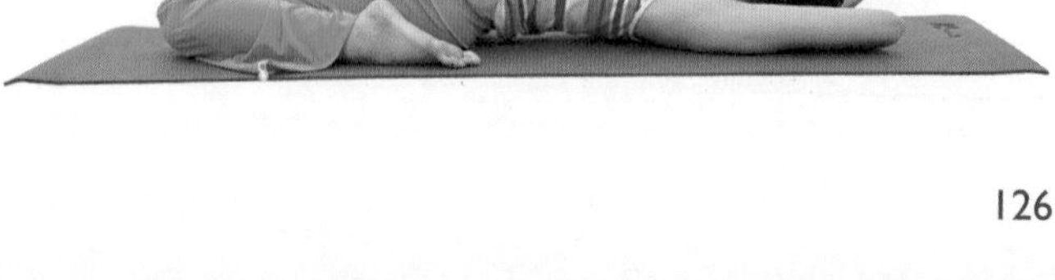

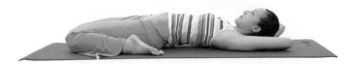

扭轉式 3

減輕背痛，使脊椎排列更整齊，輕微擠壓迷走神經和自主神經系統的根部。

Step1 牛頭坐姿，右腳掌踩地，兩個坐骨坐穩在地上。

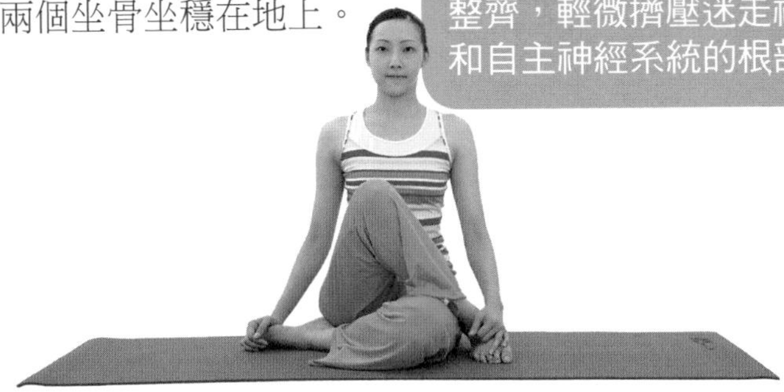

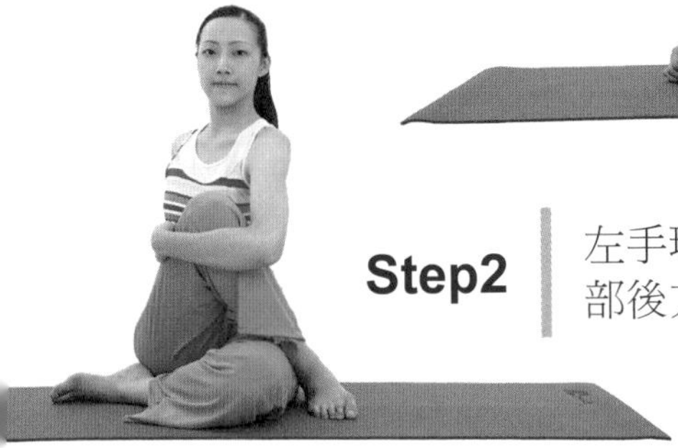

Step2 左手環抱右膝，右手輕放在臀部後方，並保持脊柱的延伸。

保持身體中心線，將身體慢慢轉向右後方。 **Step3**

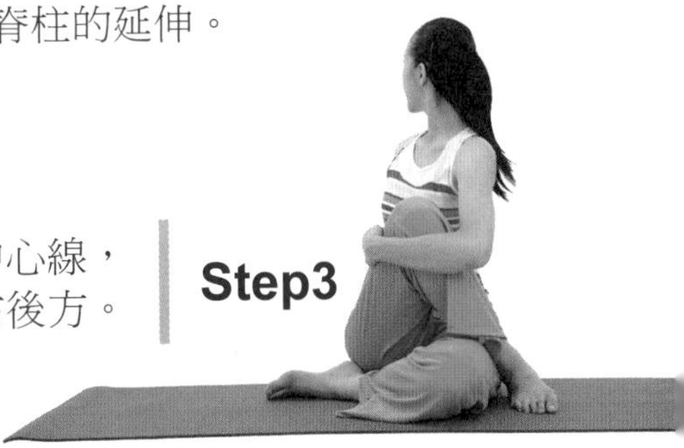

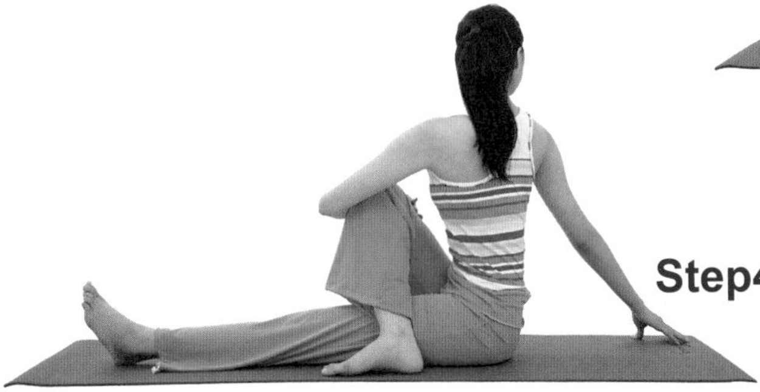

Step4 Step3的側面圖。

瑜伽示範李佳純老師 Christine Lee | 台北市立體育學院舞蹈系畢業 | 國立體育大學運動保健研究所

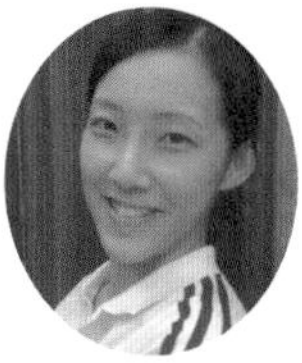

經歷
- 美國有氧體適能協會體適能嘉年華會授課講師
- 美國有氧體適能協會個人體適能顧問教育指導陣容檢定官
- 美國有氧體適能協會 Pilates專修課程講師
- 台北縣板橋體育處瑜珈提斯專班老師
- Feliz中東肚皮舞團皮拉提斯老師
- World世界健身中心私人教練
- adidas fitness academy2010Martial Arts證書
- 美國有氧體適能協會泰式瑜珈工作坊證書
- True Yoga皮拉提斯 &瑜珈老師
- MOG超體能健身中心瑜珈老師
- 迷火佛朗明哥舞團皮拉提斯老師
- 原住民電視台瑜珈單元示範老師

常聽說洗臉很重要，到底要怎麼洗臉才正確呢？

洗臉前，先搞清楚自己的臉是屬於哪種膚質，然後選擇符合膚質且溫和不刺激、又具有足夠清潔力的洗臉產品。

洗臉的步驟很簡單

①使用水溫不超過25度的清水。
②將洗面乳在手心上搓揉幾下。
③用指腹把洗面乳塗在臉上，全臉輕輕按摩。
④再用清水把泡沫沖洗乾淨。
⑤用乾毛巾把臉上的水滴輕輕擦乾或拍乾。

換季時要怎麼保養呢？

肌膚會隨四季更迭產生一些變化，只要做好機動性的調整，就可以呵護好肌膚。

更換洗面乳：夏天時，選用加強去油的洗面乳，可幫助抑制出油；但是若使用後有緊繃或刺激的感覺，建議換回溫和的洗面乳。冬季時，儘量使用溫和不刺激的洗面乳，切記不要用強效洗面乳搭配油膩厚重的乳液。

搭配保養品：夏天時，臉部較易出油，所以洗完臉可用清爽、控油的化妝水；冬天則改用保溼度高的乳液或凝膠。

做好臉部保養

★先卸妝，把一整天黏在臉上的防曬乳、化妝品、髒東西洗乾淨。

★再用洗面乳洗一次，這樣洗的比較乾淨（卸妝跟洗面乳都要在5分鐘內清洗乾淨，因為我們不知道力道，所以要5分鐘內洗完，才不會有反效果喔）

★再依個人喜好用化妝水，選用化妝水時，需注意酒精成分是否過高，有酒糟及敏感肌膚的人可改用質地較溫和的活泉水或直接省去此道步驟。

★用完化妝水或活泉水後，臉上不是有些溼溼的嗎，再用手做拍打的動作，輕輕的拍打臉部，直到吸收。

★最後擦保溼乳液，如果妳的乳液很油，把妳的手搓熱放在臉上這樣就能吸收進去，也就不會油油的了。

要如何挑選保養品？

保養品的選擇可依年齡來區分：

20～29歲的年輕女孩：以保溼與滋潤的保養品為主，可選用含水量較多的清爽型化妝水及乳液；平日並做好防曬工作，以及預防皮膚老化，也可選用美白跟光保護雙重效果的保養品。如果膚質偏油或有痘痘問題的人，除加強清潔工作外，也可加用去角質成分的保養品。

30～39歲的熟女：這時的皮膚容易出現乾燥、無光澤、斑點及細紋的現象；這時要選用加強滋潤效果的保溼與美白成分的保養品。

40歲後的更年期婦女：此時的皮膚明顯出現老化症狀，除了滋潤保溼的基礎保養品要選擇較為滋潤外，使用胜肽或其他抗氧化、抗老化成分的保養品也是不可或缺的。

市面上的面膜該如何選用？

面具型：就是不織布型的面膜，堪稱是面膜中瞬間保溼效果最優者，但不能天天使用，只能當作加強（例如：每周1～2次）。

面霜型：面霜型的面膜通常為條狀，保溼滋潤效果也不錯，面霜型的面膜是「補水又補油」，適合熟齡、缺水及油脂的肌膚。

凝膠型：凝膠型的面膜，主要則是「補水」，適合年輕肌膚，因為它含有豐富的保溼因子。

值得注意的是，因為面膜的質地含水量很高，容易腐壞，所以大多含有防腐劑，對皮膚敏感的人要特別注意，可能會有致敏性。長期過度使用面膜也會刺激皮膚造成皮膚變得較為敏感脆弱。因此購買面膜時，需注意所買的產品是否有衛生署或消基會抽驗合格認證。

敷面膜有效嗎？

敷面膜會對皮膚產生輕微的刺激性，對角質層可能造成輕微脫皮，所以敷的次數不能太頻繁，而且敷在臉上的時間也不宜太久，不可超過半小時。

一般坊間標榜的面膜以保溼及控油為主，使用起來的效果還不錯，有些面膜強調有改善細紋、縮小毛孔、治療粉刺等效果，還是值得商榷的。

化妝品有哪些分類？

化妝品的分類有好幾種，以下介紹常見及官方兩種分法：

常見的化裝品可分三種

妝飾化妝品：即一般的彩妝品，如眼影、眼線、睫毛膏、粉底、粉餅、腮紅、眉筆、唇膏、香水等。

保養化妝品：就是一般所說的保養品，如化妝水、乳液、面霜、面膜等。

皮膚清潔用品：如卸妝油（水）、洗面乳等。

官方的分法有兩種

一般化妝品：也就是上述一般的彩妝品，以及不含醫療或劇毒藥物成分的化妝品。

含藥化妝品：含有衛生署公告的「化妝品具有醫療或劇毒藥物基準成分」，其含量以不超過該基準為範圍，若超過則列為藥品管理；常見的有染髮劑、燙髮劑或是標榜可去斑、除皺、去頭皮屑等產品。

買化妝品要注意的事項

選購化妝品時，有幾種標示一定不能少：

①清楚易懂的中文標示；②產品名稱；③廠商名稱及地址；④製造日期或批號；⑤全成分；⑥容量或重量；⑦保存期限與有效日期。

另外，無論進口或是國內產品，包裝上一定要有類似身分證的字號可供辨認：

★當標示「衛署妝字第xxx號」或「衛署妝輸字第xxx號」等字樣時，即代表國內與國外進口的含藥化妝品，且通過行政院衛生署許可製造或輸入。

★若是一般化妝品，國內製造的應標示有「省衛妝字第xxx號」或是「北〈高〉市衛妝字第xxx號」，國外進口的則應標示「一般化妝品第xxx號」等字樣。

二 臉部有哪些幫助美容的穴位呢？

臉部的美容穴位有地倉、顴髎、四白、迎香、太陽、睛明、頭維、印堂及人中等穴，可用無名指輕輕按壓這些穴位。

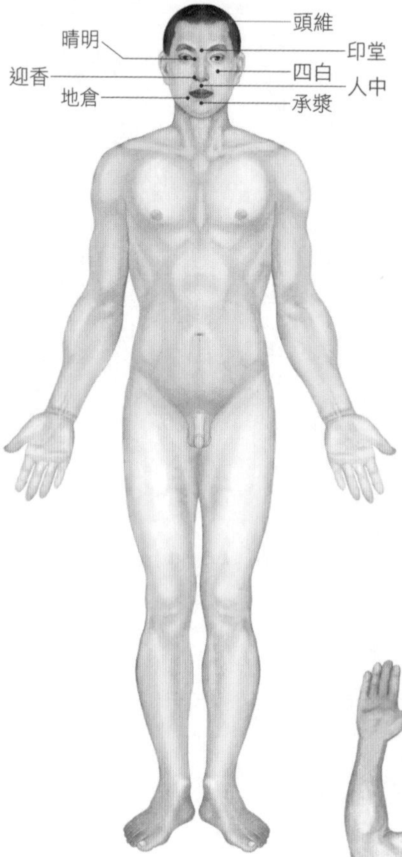

另外，也可做臉頰的螺旋按摩，步驟是：從承漿穴到翳風穴；從地倉穴到下關穴；從迎香穴到太陽穴。

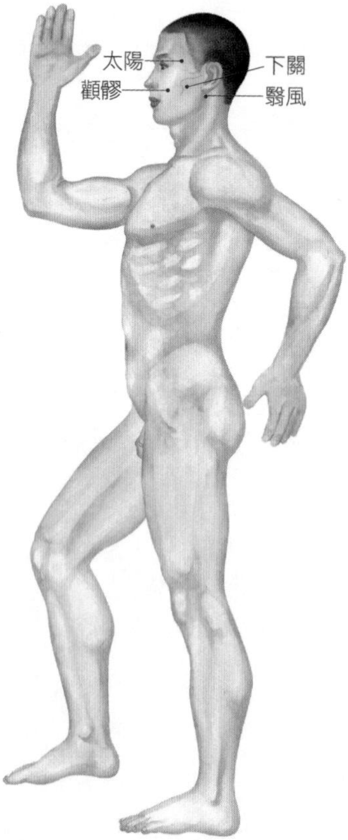

Dr'suggestion

去角質的迷思

去角質一般的作用有：

★會把臉上粗糙不平的角質層磨平，臉上皮膚因而變得比較光滑、細緻。

★皮膚因摩擦產生刺激，進而導致表皮細胞水腫，增加皮膚含水分量，皮膚因此看來柔嫩、有彈性，毛孔變細，皺紋也減少了。

★摩擦也造成皮膚充血，臉色也變得紅潤、年輕。

不過這些現象只是暫時的，一旦刺激效果沒了，皮膚還是會回到原本的狀態。正常的皮膚自有其代謝週期，把角質層磨薄，角質層對外界的抵抗力就會變弱，對外界的刺激也變敏感，甚至引起發炎、產生黑斑等問題。

但是若有長痘痘的膚質，適度的去角質，7～10天做一次，對去除老化的角質，增進角質層正常的新陳代謝，是有一定的助益的。一旦有出現皮膚持續發現紅疹、發癢、脫皮等症狀，就要諮詢皮膚科醫師了，看看使用的產品或是個人膚質是否適合。

國家圖書館出版品預行編目資料

別讓常識傷害你的皮膚 / 王國憲、黃中瑀著；－－初版．－－臺中市：晨星，2010.05
面； 公分．－－（健康百科 15）

ISBN 978-986-177-581-4（平裝）

1. 皮膚科　2. 問題集

415.7022　　101002351

健康百科 15

別讓常識傷害你的皮膚

作者	王國憲、黃中瑀
主編	莊雅琦
編輯	葉慧蓁
網路編輯	游薇蓉、陳琨萱
美術編輯	林姿秀
發行人	陳銘民
發行所	晨星出版有限公司 台中市 407 工業區 30 路 1 號 TEL:(04)2359-5820　FAX:(04)2355-0581 E-mail: health119@morningstar.com.tw http://www.morningstar.com.tw 行政院新聞局局版台業字第 2500 號
法律顧問	甘龍強 律師
承製	知己圖書股份有限公司　TEL:(04)2358-1803
初版	西元 2012 年 05 月 15 日
總經銷	知己圖書股份有限公司 郵政劃撥：15060393 〈台北公司〉台北市 106 羅斯福路二段 95 號 4F 之 3 TEL:(02)2367-2044　FAX:(02)2363-5741 〈台中公司〉台中市 407 工業區 30 路 1 號 TEL:(04)2359-5819　FAX:(04)2359-7123

定價 250 元

Published by Morning Star Publishing Inc.
Printed in Taiwan

（ 頁或破損的書，請寄回更換）
ISBN 978-986-177-581-4

◆讀者回函卡◆

以下資料或許太過繁瑣，但卻是我們瞭解您的唯一途徑
誠摯期待能與您在下一本書中相逢，讓我們一起從閱讀中尋找樂趣吧！

姓名：__________ 性別：□男 □女 生日： / /

教育程度：□小學 □國中 □高中職 □專科 □大學 □碩士 □博士

職業：□學生 □軍公教 □上班族 □家管 □從商 □其他__________

月收入：□3萬以下 □4萬左右 □5萬左右 □6萬以上

E-mail：__________ 聯絡電話：__________

聯絡地址：□□□__________

購買書名： 別讓常識傷害你的皮膚

・從何處得知此書？

□書店 □報章雜誌 □電台 □晨星網路書店 □晨星養生網 □其他__________

・促使您購買此書的原因？

□封面設計 □欣賞主題 □價格合理

□親友推薦 □內容有趣 □其他__________

・您有興趣了解的問題？（可複選）

□中醫傳統療法 □中醫脈絡調養 □養生飲食 □養生運動 □高血壓 □心臟病

□高血脂 □腸道與大腸癌 □胃與胃癌 □糖尿病 □內分泌 □婦科

□懷孕生產 □乳癌／子宮癌 □肝膽 □腎臟 □泌尿系統 □攝護腺癌 □口腔

□眼耳鼻喉 □皮膚保健 □美容保養 □睡眠問題 □肺部疾病 □氣喘／咳嗽

□肺癌 □小兒科 □腦部疾病 □精神疾病 □外科 □免疫 □神經科

□生活知識 □其他__________

以上問題想必耗去您不少心力，爲免這份心血白費

請務必將此回函郵寄回本社，或傳眞至(04)2359-7123，感謝您！

◎每個月15號會抽出三名讀者，贈與神祕小禮物。

晨星出版有限公司 編輯群，感謝您！

請填妥後對折裝訂，直接投郵即可，免貼郵票。

廣告回函
台灣中區郵政管理局
登記證第267號
免貼郵票

407

台中市工業區30路1號

晨星出版有限公司

請沿虛線摺下裝訂，謝謝！

別讓常識
傷害你的皮膚

別讓常識
傷害你的皮膚